T. Glaser und M. Soyka (Hrsg.) ■ Flupentixol

MIT FREUNDLICHER
EMPFEHLUNG

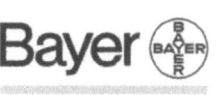

T. Glaser und M. Soyka
Herausgeber

Flupentixol –
Typisches oder atypisches Wirkspektrum?

Pharmakologie,
antipsychotische Wirkung,
neue Indikationen

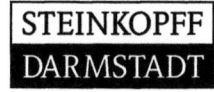 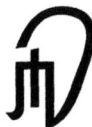

Anschriften der Herausgeber:

Dr. T. Glaser
Bayer Vital GmbH & Co. KG
Geschäftsbereich Pharma
Medizin/ZNS
Geb.: D 162
51368 Leverkusen

Priv.-Doz. Dr. M. Soyka
Psychiatrische Klinik und Poliklinik
mit Konsiliardienst Großhadern
Klinikum Innenstadt
Nußbaumstraße 7
80336 München

Die Deutsche Bibliothek – CIP-Einheitsaufnahme

Flupentixol, typisches oder atypisches Wirkspektrum? :
Pharmakologie, antipsychotische Wirkung und neue Indikationen / T.
Glaser und M. Soyka, Hrsg. – Darmstadt : Steinkopff, 1998

ISBN-13: 978-3-7985-1125-5   e-ISBN-13: 978-3-642-93700-2
DOI: 10.1007/978-3-642-93700-2

Dieses Werk ist urheberrechtlich geschützt. Die dadurch begründeten Rechte, insbesondere die der Übersetzung, des Nachdrucks, des Vortrages, der Entnahme von Abbildungen und Tabellen, der Funksendung, der Mikroverfilmung oder der Vervielfältigung auf anderen Wegen und der Speicherung in Datenverarbeitungsanlagen, bleiben, auch bei nur auszugsweiser Verwertung, vorbehalten. Eine Vervielfältigung dieses Werkes oder von Teilen dieses Werkes ist auch im Einzelfall nur in den Grenzen der gesetzlichen Bestimmungen des Urheberrechtsgesetzes der Bundesrepublik Deutschland vom 9. September 1965 in der Fassung vom 24. Juni 1985 zulässig. Sie ist grundsätzlich vergütungspflichtig. Zuwiderhandlungen unterliegen den Strafbestimmungen des Urheberrechtsgesetzes.

© 1998 by Dr. Dietrich Steinkopff Verlag, GmbH & Co. KG, Darmstadt
Verlagsredaktion: Sabine Ibkendanz – Herstellung: Heinz J. Schäfer
Umschlaggestaltung: Erich Kirchner, Heidelberg

Die Wiedergabe von Gebrauchsnamen, Handelsnamen, Warenbezeichnungen usw. in dieser Veröffentlichung berechtigt auch ohne besondere Kennzeichnung nicht zu der Annahme, daß solche Namen im Sinne der Warenzeichen- und Markenschutz-Gesetzgebung als frei zu betrachten wären und daher von jedermann benutzt werden dürften.

Gesamtherstellung: Druckerei Zechner, 67346 Speyer

Gedruckt auf säurefreiem Papier

Vorwort

Für die moderne Psychopharmakotherapie ist die Einführung des Chlorpromazins als erstes Neuroleptikum im Jahre 1952 ein wichtiger historischer Meilenstein. Hiermit wurde eine Entwicklung in der Psychiatrie eingeleitet, die das Bild dieses Faches und die Versorgungsmöglichkeiten psychiatrischer Patienten erheblich verbessert hat, da nicht nur eine effiziente medikamentöse Therapie für bestimmte Erkrankungen bereitgestellt wurde, sondern auch das psychosoziale Therapiemanagement intensiv gefördert wurde.

Seit dieser Entdeckung haben Psychopharmaka entscheidend dazu beigetragen, daß viele seelische Krankheiten behandelt werden können. Es ist heute unbestritten, daß in der Behandlung der „großen" psychiatrischen Krankheiten, nämlich der mit hirnorganischen Veränderungen und Hirnstoffwechselstörungen einhergehenden Psychosen, Psychopharmaka hilfreich sind. Die sozialpsychiatrischen Fortschritte der letzten Jahrzehnte (Öffnung der „Anstalt", Verkürzung der Verweildauer in Nervenkliniken, Ermöglichung ambulanter Behandlung) basieren auf der Wirksamkeit der Psychopharmaka.

Im Laufe der mehr als 30jährigen Entwicklung seit der Einführung der Neuroleptika wurden pharmakologisch sehr unterschiedliche Substanzgruppen als Neuroleptika erkannt und entwickelt. Heute stehen dem erfahrenen Psychiater eine ganze Palette von Substanzen zur Verfügung, die alle neuroleptisch wirken, die aber z.T. erhebliche Unterschiede im klinischen Wirkungs- und Nebenwirkungsprofil aufweisen und daher eine differenzierte individuelle Psychopharmakotherapie ermöglichen. Man muß sich aber auch bewußt sein, daß Neuroleptika keine Wunder bewirken. Alle Versuche, Kriterien zu definieren, die eine Vorhersage erlauben, auf welche Substanz ein Patient in der Akutsituation am besten anspricht, sind bisher fehlgeschlagen.

Zur Einteilung der Neuroleptika bestehen mehrere Klassifikationsmöglichkeiten: nach der chemischen Struktur, nach der Affinität zu Rezeptoren (typische/atypische Substanzen) sowie nach einem klinisch orientierten Wirkspektrum (neuroleptische Potenz).

Das erste Neuroleptikum wurde allein aufgrund klinischer Beobachtungen zur Therapie der Schizophrenie eingeführt. Der pharmakologische Grundwirkmechanismus wurde erst rund 10 Jahre später vom späteren Medizin-Nobelpreisträger A. Carlsson und seinem Team entschlüsselt. Er formulierte die Hypothese, daß Neuroleptika Dopaminrezeptoren blockieren und darüber ihre antipsychotische Wirkung entfalten. Zusammen mit einer Reihe anderer pharmakologischer Befunde, wie z.B. der Beobachtung, daß chronische Gabe von Amphetamin psychotogene Wirkungen hervorruft, mündete diese Entdeckung in die Formulierung der Dopaminhypothese der Schizophrenie (Carlsson 1978). Die Dopaminhypothese besitzt heute immer noch ihre Gültigkeit, sind doch alle klinisch verwendeten Neuroleptika mehr oder weniger starke Blocker von Dopaminrezeptoren. Allerdings stellt sich nach heutigem Kenntnisstand die Situation viel komplexer dar, sowohl was die einer schizophrenen Erkrankung zugrunde liegenden neuroanatomischen und neurobiologischen Störungen anbelangt, als auch was den Wirkmechanismus der verschiedenen Neuroleptika betrifft.

Mit dem zunehmenden Verständnis neurobiochemischer Prozesse im Gehirn und das Gehirn betreffender Krankheiten ist auch das Verständnis der Wirkmechanismen psychoaktiver Substanzen, einschließlich der Neuroleptika, gewachsen. Insbesondere der vor allem mit Hilfe molekularbiologischer Techniken erzielte Fortschritt im Auffinden und Charakterisieren von Neurotransmitterrezeptoren hat dazu wesentlich beigetragen. Man kennt heute für alle Neurotransmitter eine mehr oder minder große Zahl von Rezeptorsubtypen, wenngleich deren physiologische Rolle nicht in jedem Fall klar bzw. bekannt ist. So sind z. B. für Dopamin bis jetzt mindestens fünf Rezeptortypen beschrieben, für Serotonin sogar 13 pharmakologisch und molekularbiologisch verschiedene.

Mit Hilfe von Rezeptoruntersuchungen lassen sich nun Bindungsprofile unter Berücksichtigung diverser Subtypen erstellen. Vergleicht man nun ältere und neuere Neuroleptika unter diesem Aspekt, so ergeben sich einerseits Parallelen, andererseits aber auch markante Unterschiede. Trotz aller neuen Erkenntnisse stehen Dopaminrezeptoren, insbesondere vom D_2-Typ, immer noch im Mittelpunkt des Interesses. Eine mehr oder minder starke Blockade dieser Rezeptoren ist auch allen bisher verfügbaren Neuroleptika gemeinsam. Es gibt aber gute Hinweise dafür, daß zum einen andere Dopaminrezeptoren und zum anderen aber auch andere Neurotransmittersysteme eine wichtige Rolle spielen. So scheint die gleichzeitige Blockade von Dopamin-D_1- und -D_2-Rezeptoren zu besserer Wirksamkeit (z. B. bei Negativsymptomatik) und zu besserer extrapyramidalmotorischer Verträglichkeit beizutragen. Eine weitere wesentliche Rolle spielt eine zusätzliche serotoninerge Komponente, die direkt oder indirekt – über eine Interaktion mit dem Dopaminsystem – ebenfalls verbessernde Effekte auf Wirksamkeit und Verträglichkeit zeigt.

Der vorliegende Band geht insbesondere auf die Eigenschaften von Flupentixol ein. Dieses Neuroleptikum aus der Klasse der Thioxanthene unterscheidet sich in mancherlei Hinsicht von dem prototypischen („klassischen") Neuroleptikum Haloperidol. Obwohl Flupentixol schon mehr als drei Jahrzehnte im klinischen Einsatz ist, hat es auch heute noch seinen festen Platz in der Therapie. Ziel dieses Buches ist es, die besonderen pharmakologischen und klinischen Eigenschaften von Flupentixol zusammenzufassen und sein Wirkpotential über den Einsatz in der Schizophreniebehandlung hinaus darzustellen.

In verschiedenen Beiträgen wird über aktuelle Daten zum Rezeptorbindungsprofil berichtet und auf das klinische Wirkprofil, insbesondere in Hinblick auf antipsychotische, anxiolytische und antidepressive Wirksamkeit, eingegangen. Desweiteren wird die präklinische und klinische Evidenz zusammengefaßt, die Flupentixol als eine interessante Substanz für die Behandlung von Alkoholkranken erscheinen läßt.

Allen, die an der Entstehung dieses Buches mitgewirkt haben, sei an dieser Stelle gedankt. Unser besonderer Dank gilt den Autoren der verschiedenen Kapitel für die gute Zusammenarbeit sowie Frau Heike Schmitz, Bayer Vital, für die hervorragende sekretarielle Unterstützung. Herzlich gedankt sei auch Frau Kornelia Franken-Hiep, Bayer Vital, die durch ihr Engagement dieses Buch erst ermöglicht und durch wertvolle Vorschläge zu seinem Gelingen beigetragen hat.

Leverkusen/München, April 1998
Dr. T. Glaser
PD Dr. M. Soyka

Inhaltsverzeichnis

Vorwort V

Typische – Atypische Neuroleptika: Versuch einer Begriffsbestimmung   1
H. J. Möller und M. Soyka

Das Rezeptorbindungsprofil von cis-Flupentixol 9
T. Glaser, H. Sommermeyer, M. Faßbender und F. Mauler

Verhaltenspharmakologie von cis-Flupentixol im Vergleich zu typischen und atypischen Neuroleptika, Anxiolytika und Antidepressiva 23
J. De Vry

Effizienz von Flupentixol bei schizophrenen Erkrankungen 35
A. Gartenmaier, F. Gaese und M. Soyka

Wirkung von Flupentixol auf Negativsymptomatik und depressive Syndrome bei schizophrenen Patienten 67
B. Bandelow

Antidepressive Effekte von Flupentixol 79
M. Soyka und O. Seemann

Anxiolytische Wirksamkeit von Flupentixol und Flupentixoldecanoat .   91
J. Tegeler

Katamnese von Flupentixoldecanoat in der Niedrigdosierung 109
W. Rasmus

Flupentixol in der Therapie bei Suchterkrankungen 117
M. Soyka und J. De Vry

Stichwortregister 131

Autorenverzeichnis

Herr Priv.-Doz. Dr. B. Bandelow
Psychiatrische Klinik der
Georg-August-Universität
Göttingen
Von-Siebold-Straße 5
37075 Göttingen

Frau M. Faßbender
Bayer AG
Abt.: PH-R CNS
Geb. 500
Postfach 10 17 09
42096 Wuppertal

Frau Dr. F. Gaese
Psychiatrische Klinik und Poliklinik
mit Konsiliardienst Großhadern
Klinikum Innenstadt
Nußbaumstraße 7
80336 München

Herr Dr. A. Gartenmaier
Psychiatrische Klinik und Poliklinik
mit Konsiliardienst Großhadern
Klinikum Innenstadt
Nußbaumstraße 7
80336 München

Herr Dr. T. Glaser
Bayer Vital GmbH & Co. KG
Geschäftsbereich Pharma
Medizin/ZNS
Geb.: D 162
51368 Leverkusen

Herr Dr. F. Mauler
Bayer AG
Abt.: PH-R CNS
Geb. 500
Postfach 10 17 09
42096 Wuppertal

Herr Prof. Dr. H. J. Möller
Psychiatrische Klinik und Poliklinik
mit Konsiliardienst Großhadern
Klinikum Innenstadt
Nußbaumstraße 7
80336 München

Herr W. Rasmus
Bayer Vital GmbH & Co. KG
Geschäftsbereich Pharma
Medizin/CQA
Geb.: D 162
51368 Leverkusen

Herr Dr. O. Seemann
Psychiatrische Klinik und Poliklinik
mit Konsiliardienst Großhadern
Klinikum Innenstadt
Nußbaumstraße 7
80336 München

Herr Dr. H. Sommermeyer
Bayer AG
Abt.: PH-BPA-Strategic Planning
Geb.: Q 30
51368 Leverkusen

Herr Priv.-Doz. Dr. M. Soyka
Psychiatrische Klinik und Poliklinik
mit Konsiliardienst Großhadern
Klinikum Innenstadt
Nußbaumstraße 7
80336 München

Herr Priv.-Doz. Dr. J. Tegeler
Psychiatrische Klinik des
Parkkrankenhauses Leipzig-Dösen
an der Städt. Klinik Leipzig-Südost
Chemnitzer Straße 50
04289 Leipzig

Herr Dr. J. De Vry
Bayer AG
Abt.: PH-R CNS
Geb.: 500
Postfach 10 17 09
42096 Wuppertal

Typische – Atypische Neuroleptika:
Versuch einer Begriffsbestimmung

H.-J. Möller, M. Soyka

In der Diskussion um die Effizienz und Indikation, aber auch die Kosten verschiedener Neuroleptika spielt heute der Begriff der sog. atypischen Neuroleptika eine große Rolle, der für verschiedene ältere, aber vor allem auch neuere antipsychotisch wirkende Substanzen verwendet wird. Es stellt sich die Frage, wie berechtigt die Differenzierung sog. typischer von sog. atypischen Neuroleptika ist.

Der Begriff „atypische Neuroleptika" wird in der Literatur häufig benutzt, ist in dieser Form aber nicht scharf definiert und gibt zu Unklarheiten Anlaß. Als „atypische Neuroleptika" werden antipsychotisch wirksame Medikamente bezeichnet, die eine im Vergleich zu den „typischen Neuroleptika" günstigere Relation von antipsychotischer Wirksamkeit und extrapyramidaler Verträglichkeit haben. Meistens wird auch noch eine im Vergleich zu den traditionellen Neuroleptika ausgeprägtere Wirksamkeit auf schizophrene Negativsymptomatik in die Definition miteinbezogen (Möller 1995, 1996).

Einige Autoren benutzen den Begriff nur für solche Neuroleptika, bei denen das Risiko extrapyramidaler Nebenwirkungen ausgeschlossen wird. Diese Sicht wird vor allem von angloamerikanischen Autoren vertreten (Thomas u. Lewis 1998), die von atypischen Antipsychotika sprechen, wenn diese keine Katalepsie in Ratten verursachen und ein klinisches Profil haben, bei denen extrapyramidale Nebenwirkungen in Dosen die effektiv antipsychotisch wirksam sind üblicherweise nicht gesehen werden. Ausgeschlossen sind extrapyramidalmotorische Nebenwirkungen im wesentlichen heute nur bei Clozapin, dem Prototyp der atypischen Neuroleptika. Einige andere Neuroleptika können aber nach Thomas und Lewis (1998) ebenfalls zu den sog. antipsychotischen Neuroleptika gerechnet werden. Dazu gehören nach diesen Autoren einige ältere Substanzen, wie Thioridazin, Loxapin und Sulpirid, vor allem aber einige neuere Antipsychotika. Dazu zählen Risperidon, Olanzapin, Sertindol, Quetiapin und Ziprasidon. Die antipsychotische Wirksamkeit sowohl von Risperidon (Marder u. Maibach 1994, Peuskens et al. 1995, Song 1997), Olanzapin (Beasley et al. 1996a, b, Tollefson et al. 1997), Quetiapin (Small et al. 1997; Arvanitis et al. 1997), Sertindol (Zimbroff et al. 1997) und Ziprasidon (Davis u. Markham 1997) kann als gesichert gelten. Eine Wirkung auf Negativsymptome, wie sie für Clozapin (Kane et al. 1998, Lieberman et al. 1994) seit langem bekannt ist, konnte dagegen für die neueren atypischen Neuroleptika, wie z. B. Risperidon (Carman et al. 1995),

---

Dieser Beitrag stellt eine überarbeitete und ergänzte Fassung eines Beitrages von H.-J. Möller dar, der 1997 in der Zeitschrift „Psychopharmakotherapie" (Heft 4: 130–132) publiziert wurde. Wiedergabe mit freundlicher Genehmigung des Verlages

Olanzapin (Beasley et al. 1996 a, b), Sertindol (Zimbroff et al. 1997), Quetiapin (Arvanitis et al. 1997) und Ziprasidon (Davis u. Markham 1997) zumindest in einigen Untersuchungen gezeigt werden. Relativ klar scheint der Effekt vor allem bei Olanzapin (Tollefson u. Sanger 1997) zu sein. Bezüglich der Nebenwirkungen, speziell der extrapyramidalmotorischen Symptomatik, zeigte sich, daß Risperidon in Dosen unter 6 mg relativ selten extrapyramidalmotorische Nebenwirkungen verursacht, während es in höheren Dosen sehr wohl zu entsprechenden Nebenwirkungen kommen kann (Übersicht in Thomas und Lewis 1998). Nicht völlig frei von EPMS-Nebenwirkungen, aber deutlich seltener als bei „klassischen" Neuroleptika, treten sie bei Olanzapin und Quetiapin sowie Sertindol auf, wobei Olanzapin als besondere Nebenwirkung eine erhebliche Gewichtszunahme und Sertindol ein verlängertes QT-Intervall im EKG aufweist (Barnett 1996). Ziprasidon scheint ähnlich wie Risperidon in höheren Dosen EPMS-Symptome zu verursachen, hat aber im Gegensatz zu den anderen genannten Substanzen nur geringe sedative Effekte (Übersicht in Thomas und Lewis 1998).

An dieser Stelle soll nicht weiter über die Indikationen und Nebenwirkungen sog. atypischer Neuroleptika diskutiert werden. Im Vordergrund der Diskussionen sollen konzeptuelle Aspekte stehen, insbesondere die Frage, wie sinnvoll und praktikabel die Unterscheidung zwischen „typischen" und „atypischen" Neuroleptika ist.

Eine kategoriale Unterteilung zwischen atypischen Neuroleptika im weiteren Sinne und „typischen" traditionellen Neuroleptika ist aufgrund der Randunschärfe der obigen Definition nicht möglich, da in der Gruppe der traditionellen Neuroleptika Substanzen vorhanden sind, die ein im Vergleich zu anderen traditionellen Neuroleptika günstigeres Nutzen-Risiko-Profil hinsichtlich der Relation von antipsychotischer Wirksamkeit und extrapyramidalen Nebenwirkungen haben.

Sowohl der Definitionsanspruch „bessere extrapyramidale Verträglichkeit" in Relation zur antipsychotischen Wirksamkeit als auch der Indikationsanspruch „bessere Wirksamkeit auf Negativsymptomatik" – beide Kriterien beziehen sich auf den Vergleich mit traditionellen Neuroleptika – wurden bisher nur begrenzt bewiesen, da die meisten neueren Neuroleptika in den Hauptstudien mit großer Fallzahl (große Phase-III-Prüfungen) nur gegen Haloperidol verglichen wurden, während der Vergleich gegen verschiedene andere traditionelle Neuroleptika mit günstigem extrapyramidalem Verträglichkeitsprofil und/oder unterstellter Effektivität bei Negativsymptomatik kaum durchgeführt wurde. Insofern bleibt die Unsicherheit, ob die atypischen Neuroleptika wirklich gegenüber allen traditionellen Neuroleptika die beanspruchte Überlegenheit haben.

Einige dieser atypischen Substanzen, wie z. B. Risperidon, Olanzapin, Sertindol, sind hochpotente Neuroleptika (also diesbezüglich dem Haloperidol vergleichbar sind) und haben trotzdem eine bessere extrapyramidale Verträglichkeit (und bessere Wirksamkeit auf Negativsymptomatik). Dies macht deutlich, daß die Unterscheidung keineswegs auf eine banale Differenzierung nach dem alten Schema „niedrig potente Substanzen haben bessere extrapyramidale Verträglichkeit, hochpotente Substanzen haben schlechtere extrapyramidale Verträglichkeit" zurückgeführt werden kann. Andererseits sind durchaus einige der hier zu subsumierenden Substanzen, wie z. B. das Clozapin oder Zotepin, geht man von der Größenordnung der durchschnittlichen Tagesdosierung aus, allenfalls als mittelpotente Substanzen zu klassifizieren, so daß bei diesen Substanzen schon eher der Gedanke naheliegt, die bessere extrapyramidale Verträglichkeit mit der Klassifizierung als niedrig- bis mittelpotente Substanz in Beziehung zu setzen. Allerdings zeigen die hinsichtlich EPS und Negativsymptomatik günstigen Ergebnisse für Zotepin in einer noch nicht publizierten Vergleichsstudie zu Chlorpromazin, daß die Sonderstellung zumindest von Zotepin, möglicherweise aber auch der anderen atypischen Neuroleptika, sich nicht auf dieses banale Argument zurückführen läßt.

In Parenthese sei erwähnt, daß auch die Begriffe „niedrig-, mittel- und hochpotente" Neuroleptika nicht unproblematisch und keinesfalls ausreichend definitorisch festgelegt sind. Es handelt sich bei diesen Begriffen um sehr randunscharfe, klinische Definitionsansätze, die unter pragmatischen Aspekten einen gewissen Wert haben, sicherlich aber bisher nicht präzise genug festgelegt sind. Am ehesten wäre dieses auf der Basis von neuroleptischen Schwellenwertbestimmungen, wie sie Haase durchgeführt hat (Haase 1972), in arbiträrer Weise möglich. Ein solcher Ansatz, der die neuroleptische Schwelle auf der Basis der ersten auftretenden feinmotorischen extrapyramidalen Symptome festlegt, ist aber gerade für Substanzen, die durch Nichtkongruenz der Dosis-Wirkungs-Kurven für antipsychotische und extrapyramidale Effekte gekennzeichnet sind, also für atypische Neuroleptika (s. unten), nicht geeignet.

Der Begriff „atypische Neuroleptika" ist also nicht unproblematisch. Er sollte aber trotzdem in einem klinisch-pragmatischen Sinne benutzt werden, um der reklamierten Sonderstellung einer Reihe von Neuroleptika, die nach den traditionellen Phenothiazinen und Butyrophenonen entwickelt wurden, Rechnung zu tragen.

Um dem Dschungel fragwürdiger diesbezüglicher Definitionsversuche zu entgehen, wird von einigen Autoren statt dessen der Begriff „neue Neuroleptika" vorgeschlagen. Tatsächlich ist die Gruppe der neuen Neuroleptika weitgehend deckungsgleich mit der Gruppe der atypischen Neuroleptika, da fast alle neueren Substanzen mit dem Anspruch eines diesbezüglich besonderen Wirkprofils auftreten und diesen größtenteils auch erfüllt haben. Diese nur auf die Zeitdimension des Entwicklungsjahres sich beziehende Klassifizierung ist allerdings nicht eindeutiger, wenn sie gleichzeitig implizieren soll, daß alle diese Substanzen ein besonderes klinisches Wirkprofil im oben genannten Sinne haben. Insbesondere bereitet der Begriff gewisse semantische Schwierigkeiten, wenn man z.B. Clozapin, Zotepin, Sulpirid – Neuroleptika, die schon lange auf dem Markt sind – wegen ihres besonderen klinischen Profils einbeziehen und von den traditionellen Phenothiazinen und Butyrophenonen abgrenzen will. „Neue" bzw. vielleicht besser „neuere" Neuroleptika wären demnach nicht nur Substanzen, die erst in den letzten Jahren auf den Markt gekommen sind, sondern Substanzen, die nach den traditionellen Phenothiazinen und Butyrophenonen eingeführt wurden. Implizit bringt auch diese Terminologie die obwohl nicht expressis verbis formulierte „Besonderheit" des klinischen Profils zum Ausdruck, was wieder zu den oben dargelegten Definitionsschwierigkeiten führt. Auch muß prinzipiell nicht jedes neue Neuroleptikum ein atypisches Profil haben.

Um die Definitionsproblematik noch weiter zu treiben, müßte man angesichts der Tatsache, daß die klassischen Neuroleptika größtenteils nicht entsprechend den heutigen methodischen Standards hinsichtlich der Effekte auf Negativsymptomatik geprüft worden sind und z.T. auch nicht so genau bezüglich feinerer Unterschiede in den extrapyramidalen Risiken untersucht worden sind, präzisieren, daß atypische Neuroleptika Substanzen sind, bei denen eine diesbezüglich genauere Untersuchung entsprechend dem heutigen methodischen Standard erfolgt ist und daß dabei die zur Definition eines atypischen Neuroleptikums gehörenden Besonderheiten des Wirk- und Nebenwirkungsprofils gefunden wurden. Diese Definition impliziert, daß auch ältere Neuroleptika potentiell als Neuroleptika mit atypischem Wirkprofil beschrieben werden könnten, wenn entsprechende Untersuchungen nach dem aktuellen methodischen Standard durchgeführt und die entsprechenden Besonderheiten im klinischen Profil nachgewiesen werden.

Dieser Gedanke macht noch einmal deutlich, daß es wahrscheinlich nicht so einfach ist, neuere Substanzen mehr oder weniger automatisch als atypische Neuroleptika einzustufen (obwohl die meisten mit dieser Zielsetzung entwickelt worden sind!) und alte Neuroleptika automatisch mit dem in diesem Kontext pejorativ gemeinten Begriff „traditionelle Neuroleptika" zu belegen, also Neuroleptika mit ausgeprägten extrapyramidalen Nebenwirkungen und ohne deutliche Wirkung auf Negativsymptomatik. Grundsätzlich könnten auch alte Neuroleptika ein atypisches Profil bei entsprechender sorgfältiger Prüfung zeigen.

Atypische Neuroleptika weisen nicht nur im klinischen Profil, sondern auch in ihrem pharmakologischen Profil Besonderheiten auf, die eine Charakterisierung ihrer Sonderstellung rechtfertigen. Sie sind in dem pharmakologischen Screening durch verschiedene Besonderheiten gegenüber den typischen Neuroleptika gekennzeichnet, die entweder allein oder aber in bestimmten Kombinationen bei den einzelnen atypischen Neuroleptika vorliegen. An dieser Stelle, kann nicht detaillierter darauf eingegangen werden. Diesbezüglich sei auf Ausführungen an anderer Stelle verwiesen (Möller 1998a, b). Nachfolgend sollen die wesentlichen Charakteristika aufgezählt werden, für die hypothetisch ein Zusammenhang mit dem atypischen klinischen Profil postuliert wird, ohne daß dies bisher ausreichend bestätigt wurde.

- Besonderheit in der Bindung an Dopaminrezeptoren:
  - u. a. ausgewogene Relation zwischen D_2- und D_1-Blockade
  - bevorzugte Bindung an D_4-Rezeptoren
  - bevorzugte Bindung an D_3-Rezeptoren
- Präferenzielle Wirkung auf Dopaminrezeptoren im limbischen System
- Kombinierter Dopamin-D_2- und Serotonin-5-HT_2-Antagonismus

Clozapin vereinigt mehrere dieser Mechanismen in sich, so z. B. eine besonders ausgeprägte Bindung an D_4-Rezeptoren, ein ausgeglichenes Verhältnis zwischen D_1- und D_2-Rezeptor-Besetzung, eine gewisse präferenzielle mesolimbische Wirkung und eine Kombination von D_2- und 5-HT_2-Mechanismus. Sertindol vereinigt den kombinierten Dopamin-D_2-Serotonin-5-HT_2-Antagonismus mit einer sehr ausgeprägten Präferenz der Aktivität im mesolimbischen Bereich. Risperidon ist ein kombinierter Dopamin-D_2-Serotonin-5-HT_2-Antagonist ohne eine präferenzielle mesolimbische Wirkung. Aber auch ein „klassisches" Neuroleptikum wie Flupentixol beeinflußt sowohl D_1- wie D_2- und Serotonin 2_A-Rezeptoren (s. Glaser et al., dieser Band).

Alle atypischen Neuroleptika haben eines gemeinsam. Die Dosis-Wirkungs-Kurven in den Tiermodellen für die antipsychotische Wirkung und für die extrapyramidal-motorischen Begleitwirkungen liegen weit auseinander, in dem Sinne, daß bei niedrigen Dosierungen „antipsychotische Effekte"

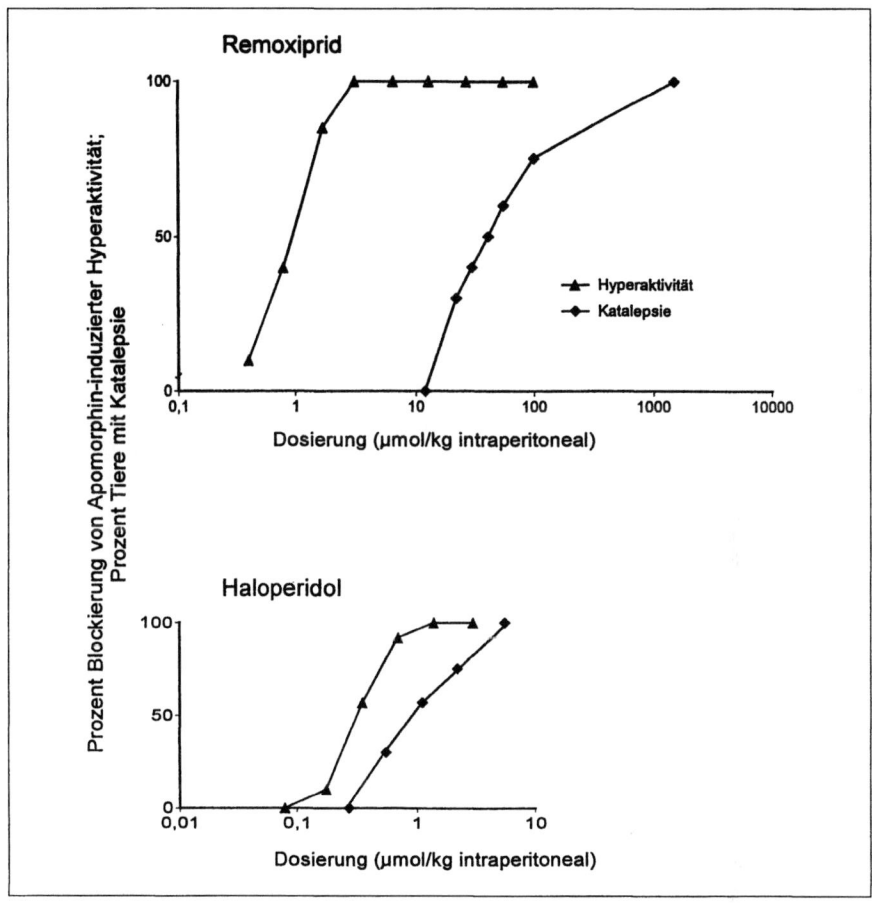

Abb. 1. Blockade der von Apomorphin ausgelösten Hyperaktivität durch steigende Dosen eines atypischen Neuroleptikums (Remoxiprid) bzw. eines klassischen Neuroleptikums (Haloperidol) im Vergleich zur dosis-abhängigen Auslösung von Katalepsien. (Aus Möller 1997, Psychopharmakotherapie 4:130–132)

und erst ab wesentlich höheren Dosierungen „extrapyramidale Störungen" auftreten (Abb. 1). Dieser Befund wurde erstmals für das tierpharmakologische Screening von Clozapin beschrieben und hätte damals beinahe dazu geführt, daß die Substanz nicht mit der Zielsetzung eines Neuroleptikums weiter entwickelt worden wäre, da man davon ausging, daß die neuroleptische Wirkung an die extrapyramidal motorische Wirkung gekoppelt ist, was die typischen Neuroleptika charakterisiert. Der dbzgl. Standard unter der Zielsetzung, atypische Neuroleptika zu entwickeln, ist genau umgekehrt. Man entwickelt in der Regel nur Substanzen weiter, die eine Dissoziation der Dosis-Wirkungs-Kurven für „antipsychotische Wirkung" und der Dosis-Wirkungs-Kurven für „extrapyramidale Begleitwirkungen" zeigen.

Von einigen Autoren wird noch zusätzlich zu den genannten Kriterien eine antipsychotische Wirksamkeit auf schizophrene Plussymptomatik bei Nonrespondern auf traditionelle Neuroleptika in die Definition miteinbezogen. Dadurch wird die Definition noch komplexer und ist sehr schwer durch eine Substanz zu erfüllen, insbesondere wenn alle drei Definitionskriterien erfüllt sein müssen. Auch wird damit der Kern des Begriffs „atypisches" Neuroleptikum zu sehr vernachlässigt. Der Ursprung des Begriffs war die an Clozapin gemachte Beobachtung, daß eine antipsychotische Wirksamkeit vorliegt ohne daß stärkere extrapyramidale motorische Nebenwirkungen in Kauf genommen werden müssen. Unter diesem begriffsgeschichtlichen Aspekt ist überhaupt zu überlegen, ob man nur darauf in der Definition der atypischen Neuroleptika rekurrieren sollte und ggf. sowohl die besseren Effekte auf Negativsymptomatik als auch die Wirksamkeit auf therapieresistente produktive Syndrome ausklammern sollte.

Will man den Begriff „atypisches Neuroleptikum" verwenden, so sollte man ihn nicht in einem kategorialen Sinne verwenden, sondern eher in einem dimensionalen Sinne, und sich der fließenden Übergänge zu dem diesbezüglichen Spektrum der „traditionellen Neuroleptika" bewußt sein. Demnach gäbe es Substanzen mit mehr oder minder atypischem Profil, also Substanzen, die mehr oder minder dem Anspruch gerecht werden, sich durch ein im Verhältnis zur antipsychotischen Wirksamkeit besonders günstiges extrapyramidal-motorisches Nebenwirkungsprofil (und/oder ausgeprägte Effekte auf die Negativsymptomatik) auszuzeichnen. In diesem Sinne könnte Flupentixol auf Basis neuerer, z. T. im vorliegenden Buch beschriebener Daten, als partiell atypisch bezeichnet werden.

Literatur

Arvanitis LA, Miller BG & the Seroquel Trial 13 Study Group (1997) Multiple fixed doses of „seroquel" (quetiapine) in patients with acute exacerbation of schizophrenia: a comparison with haloperidol and placebo. Biol Psychiatry 42:233–246

Barnett A (1996) Safety concerns over antipsychotic drugs; sertindole. Lancet 348:256

Beasley CM, Tollefson MD, Tran P et al (1996a) Olanzapine versus placebo and haloperidol. Acute phase results of the North American double-blind olanzapine trial. Neuropsychopharmacology 14:111–123

Beasley CM, Tran PV et al (1997) Olanzapine versus haloperidol in the treatment of schizophrenia and schizoaffective and schizophreniform disorders: results of an international collaborative trial. Am J Psychiatry 154:457–465

Carman J, Peuskens J, Vangeneugden A (1995) Risperidone in the treatment of negative symptoms of schizophrenia: a meta-analysis. Int J Psychopharmacology 10:207–213

Davis R, Markham A (1997) Ziprasidone. CNS Drugs 8:153–159

Haase HJ (1972) Therapie mit Psychopharmaka und anderen psychotropen Medikamenten. Schattauer, Stuttgart

Kane J, Honigfeld G, Singer J et al (1988) Clozapine for treatment resistant schizophrenia: a double blind comparison with chlorpromazine. Arch Gen Psychiatry 45:789–796

Lieberman JA, Safferman AZ, Pollak S, et al (1994) Clinical effects of clozapine in chronic schizophrenia: response to treatment and predictors of outcome. Am J Psychiatry 151:1744–1752

Marder SR, Meibach RC (1994) Risperidone in the treatment of schizophrenia. Am J Psychiatry 151:825–835

Möller HJ (1998a) Atypische Neuroleptika: Definitionsprobleme, Wirkungsmechanismen und Wirksubstanzen. In: Möller HJ, Müller N (Hrsg) Schizophrenie – Moderne Konzepte zu Diagnostik, Pathogenese und Therapie – Münchner Kraepelin Symposium. Springer, Wien, New York (in press)

Möller HJ (1998b) Evaluationsstand und klinische Möglichkeiten atypischer Neuroleptika. In: Brenner HD, Genner R (eds) Internationales Schizophrenie-Symposium, Bern. Hogrefe & Huber, Seattle, Toronto, Bern, Göttingen (in Druck)

Möller HJ (1995) Neuere Entwicklungen in der antipsychotischen Medikation. Schweizer Archiv für Neurologie und Psychiatrie 146:230–239

Möller H-J (1996) Therapie mit Neuroleptika. In: Möller H-J, Schmauss M (eds) Arzneimitteltherapie in der Psychiatrie. Wissenschaftliche Verlagsgesellschaft, Stuttgart, S 147–230

Ögren SO, Florvall L, Hall H, Magnusson O et al (1990) Neuropharmacological and behavioural properties of remoxipride in the rat. Acta Psychiatr Scand 82, Suppl 358:21–26

Peuskens J, on behalf of the Risperidone Study Group (1995) Risperidone in the treatment of patients with chronic schizophrenia: a multi-national, multicentre, double-blind, parallel-group study versus haloperidol. Brit J Psychiatry 166:712–726

Sanger T, Satterlee W et al (1996b) Olanzapine versus placebo: results of a double-blind fixed-dose olanzapine trial. Psychopharmacology 124:159–167

Small JG, Hirsch SR, Arvanitis LA et al (1997) Quetiapine in patients with schizophrenia: a high and low dose double-blind comparison with placebo. Arch Gen Psychiat 54: 549–557

Song F (1997) Risperidone in the treatment of schizophrenia: a meta-analysis of randomised controlled clinical trials. J Psychopharmacology 11:65–71

Thomas CS, Lewis S (1998) Which atypical antipsychotics? Brit J Psychiatry 172:106–109

Tollefson GD, Sanger TM (1997) Negative symptoms: a path analytic approach to a double blind placebo- and haloperidol-controlled clinical trial with olanzapine. Am J Psychiatry 154:466–474

Zimbroff DL, Kane JM, Tamminga CA et al (1997) Controlled, dose-response study of sertindole and haloperidol in the treatment of schizophrenia. Am J Psychiatry 154:782–791

Das Rezeptorbindungsprofil von cis-Flupentixol

T. Glaser, H. Sommermeyer, M. Faßbender und F. Mauler

Einleitung

Neuroleptika sind seit fast vier Jahrzehnten in klinischem Gebrauch und sind aus der Behandlung schizophrener Patienten nicht mehr wegzudenken. Substanzen aus verschiedenen chemischen Klassen mit unterschiedlichen pharmakologischen Eigenschaften wurden im Laufe der Jahre zur Marktreife entwickelt und finden breite klinische Anwendung. Mittlerweile sind eine Fülle von Arbeiten erschienen, die diese pharmakologischen Eigenschaften in Beziehung zu therapeutisch erwünschten Wirkungen und zu den Nebenwirkungen setzen. Allen bis heute klinisch eingesetzten Neuroleptika gemeinsam ist eine mehr oder weniger stark ausgeprägte Blockade von Dopamin-D_2-Rezeptoren (Seeman 1992, Sunahara et al. 1993). Nach heutigem Kenntnisstand beruht im wesentlichen darauf ihre antipsychotische Wirksamkeit. Bezüglich ihrer Wechselwirkung mit anderen Neurotransmitter-Rezeptoren unterscheiden sich verschiedene Neuroleptika jedoch in einem erheblichem Maße. So gibt es neben sehr selektiven Dopamin-D_2-Rezeptor-Antagonisten (z. B. aus der Klasse der Benzamide wie Sulpirid u. a.) auch Substanzen, die an 2–3 Rezeptoren hochaffin binden (z. B. das Butyrophenonderivat Haloperidol) bis hin zu solchen, die mit einer Vielzahl von Rezeptoren in Wechselwirkung stehen. Ein Beispiel für letztere ist das erste sog. atypische Neuroleptikum Clozapin, dessen pharmakologisches Profil charakterisiert ist durch hohe Affinität zu diversen Serotonin-Rezeptorsubtypen, zu muskarinisch-cholinergen, α-adrenergen und histaminergen Rezeptoren (Meltzer 1994). Die Affinität zu Dopamin-D_2-Rezeptoren ist dagegen vergleichsweise schwach ausgeprägt. Eine den in den letzten Jahren neu auf den Markt gekommenen Neuroleptika gemeinsame Eigenschaft ist die höhere Affinität für Serotonin$_2$ (5-HT_2)-Rezeptoren als für Dopamin-D_2-Rezeptoren. Dies wird als Ursache für ihre im Vergleich zu älteren („klassischen") Neuroleptika bessere Verträglichkeit hinsichtlich extrapyramidalmotorischer Nebenwirkungen angesehen (Meltzer 1996). Beispiele hierfür sind Risperidon (Schotte et al. 1996) und Olanzapin (Bymaster et al. 1996).

Flupentixol ist ein Neuroleptikum aus der Klasse der Thioxanthene. Es wird seit vielen Jahren in der Akut- und Langzeittherapie schizophrener Psychosen eingesetzt. In niedrigen Dosierungen wird Flupentixol auch zur Behandlung depressiver Störungen und Angsterkrankungen eingesetzt (Tegeler, dieses Buch; Pöldinger 1989; Gruber u. Cole 1991; Budde 1991). Neuere Daten deuten auch auf eine Wirksamkeit bei der Behandlung von Suchterkrankungen hin (s. Kapitel von Soyka und De Vry in diesem Buch).

Neben Dopamin-D_2-Rezeptoren sind schon vor langem mittels pharmakologischer Untersuchungen sog. D_1-Rezeptoren charakterisiert worden. Mit Hilfe molekularbiologischer Techniken ist es in den vergangenen Jahren gelungen, noch weitere Rezeptorsubtypen zu identifizieren, die als D_3-, D_4- und D_5-Typ bezeichnet werden. Während sich einerseits der D_1- und D_5-Typ in ihren strukturellen und biochemischen Eigenschaften sehr ähnlich sind („D_1-Familie"), sind andererseits D_2-, D_3- und D_4-Rezeptoren nahe verwandt („D_2-Familie"). Die Dopaminrezeptorsubtypen besitzen im Zentralnervensystem eine charakteristische Verteilung und distinkte pharmakologische Eigenschaften (Seeman u. van Tol 1994). Von den einzelnen Dopaminrezeptorsubtypen gibt es – abhängig vom jeweiligen Typ – mehr oder weniger viele Varianten (sog. „splice-Varianten"), die sich in der Länge bestimmter Abschnitte des Rezeptorproteins unterscheiden. Die physiologische Funktion dieser Varianten ist weitgehend unklar.

Auch für die meisten, wenn nicht sogar für alle anderen Neurotransmitter sind pharmakologisch und strukturell unterschiedliche Rezeptorsubtypen identifiziert worden. So sind z. B. für Noradrenalin α- und β-Rezeptoren bekannt, die sich ihrerseits wieder unterteilen lassen in α_1 (α_{1A}–α_{1D}), α_2 (α_{2a}–α_{2D}), β_1, β_2 und β_3 (RBI Handbook 1995). Für 5-HT sind zwischenzeitlich 13 verschiedene Rezeptoren beschrieben und charakterisiert worden (RBI Handbook 1995, Hoyer et al. 1994). Im Zusammenhang mit Neuroleptika von besonderem Interesse ist der 5-HT_2-Typ, der sich in 5-HT_{2A}-, 5-HT_{2B}- und 5-HT_{2C}-Rezeptoren unterteilen läßt. Im Zentralnervensystem (ZNS) existent davon sind der 5-HT_{2A}- und 5-HT_{2C}-Typ.

In vorliegendem Beitrag wird das Wirkprofil von Flupentixol an verschiedenen Neurotransmitter-Rezeptoren im Vergleich zu vier anderen häufig verwendeten Neuroleptika dargestellt. Bestimmt wurde die Bindung an die Dopaminrezeptorsubtypen D_1, D_{2S}, D_3 und $D_{4.4}$ sowie an 5-HT_{2A}-, 5-HT_{2C}- und α_1-adrenerge Rezeptoren.

Methoden

Nach der in der Pharmakologie akzeptierten Rezeptor-Theorie kann eine Substanz nur dann pharmakologisch wirken, wenn sie an einen oder mehrere Rezeptoren bindet, darauffolgend ein Signal in die Zelle vermittelt, welches dann zum An- oder Abschalten von intrazellulären Signalkaskaden (Second-Messenger-Systemen) und damit zu einer zellulären Antwort führt. Mittels molekularbiologischer Techniken ist es heute möglich, Rezeptoren und deren Subtypen zu identifizieren, in unterschiedlichen zellulären Systemen zu exprimieren und für Bindungsuntersuchungen zugänglich zu machen. Bei der Expression nur eines Rezeptors hat dies den Vorteil, daß die Untersuchungen frei von Wechselwirkungen mit anderen Rezeptoren sind. Ferner können die Studien an menschlichen Rezeptoren durchgeführt werden, ohne dafür humanes Material benutzen zu müssen.

Die Bindung einer Substanz selbst wird durch mehrere Faktoren bestimmt. Zum einen durch die zwei- und dreidimensionale Struktur, zum anderen durch die Affinität zum Rezeptor, Anzahl und Zugänglichkeit der Bindungsstellen auf der Zelloberfläche und nicht zuletzt durch pharmakokinetische und -dynamische Faktoren, wie Proteinbindung, Penetration der Blut-Hirn-Schranke, Metabolismus etc. Es mehren sich die Hinweise, daß Substanzen in einem bestimmten Verhältnis an Rezeptortypen binden müssen, um ein optimales Verhältnis erwünschte Wirkung vs. unerwünschte Wirkungen zu erreichen. Daher ist es nicht nur notwendig, in Frage kommende

Substanzen an einem Rezeptortyp zu charakterisieren, sondern auch ein sogenanntes Bindungsprofil zu erstellen.

Rezeptorbindungsstudien

Um aussagefähige Daten zu erhalten, werden in der Regel drei von einander unabhängige Untersuchungen, jeweils als Dreifachbestimmungen durchgeführt. Bei den Untersuchungen selbst werden gleichbleibende Mengen Rezeptoren bzw. Protein, gleichbleibende Mengen Radioligand (radioaktiv markierte Sondensubstanz) und unterschiedliche Konzentrationen Prüfsubstanz miteinander gemischt. Die Mengen sind genau definiert, ebenso wie Temperatur und Zeitdauer (s. Tabelle 1, für die in der vorliegenden Arbeit getesteten Rezeptoren). Das Experiment wird durch Trennung der am Rezeptor gebundenen von der nicht gebundenen Fraktion des Radioliganden mittels schneller Filtrierung abgeschlossen, wobei die Rezeptoren und der daran gebundene Radioligand auf dem Filter zurückbleiben. Die Menge des Radioliganden wird dann in Szintillationsmeßgeräten bestimmt.

Aus den so erhaltenen Rohdaten kann dann die IC_{50} berechnet werden. Dieser Wert steht für die Konzentration an Prüfsubstanz, die 50% des spezifisch gebundenen Radioliganden vom Rezeptor verdrängt und damit nicht mehr nachgewiesen werden kann. Unter Kenntnis der Affinität (K_d) des Radioliganden, die in Saturationsexperimenten separat bestimmt werden muß, der tatsächlichen Konzentration des Radioliganden und unter der Annahme, daß die Prüfsubstanz eine vergleichbare Affinität zum Rezeptor hat wie der Radioligand selbst, kann der K_i-Wert über die Formel

$$K_i = IC_{50}/(1 + Ligandkonzentration/K_d)$$

berechnet werden. Der K_i-Wert ist ein Maß für die Dissoziationskonstante der unmarkierten Substanz bzw. ein Maß für die Dissoziationskonstante des Inhibitor-Rezeptor-Komplexes. (Aus den IC_{50}-Werten läßt sich näherungsweise die K_i schätzen nach der „Formel"

$$K_i = IC_{50}/2).$$

Ein Vergleich der K_i-Werte der unterschiedlichen Prüfsubstanzen läßt dann einen Schluß auf die Affinität zu einem Rezeptor bzw. auf die Reihenfolge der Substanzen untereinander zu.

Rezeptorprofil

Das Rezeptorbindungsprofil von cis-Flupentixol in Form von Inhibitionskonstanten (K_i-Werte in nmol/l) ist in Tabelle 2 zusammengefaßt. Danach bindet Flupentixol mit hoher Affinität an Dopamin-D_1-, -D_2- und -D_3-Rezeptoren, die entsprechenden K_i-Werte liegen mit 3,8; 3,6 und 2,5 nmol/l im

Tabelle 1. Detaillierte Angaben zur Methodik[a]

Test	Spezies	Ligand	Puffer	Protein (μg/Ansatz)	Volumen (μl)	Zeit (min)	Temperatur (°C)	Literatur
D_1	Human	1,6 nM (^{3}H)-SCH 23390	50 mM TRIS × HCl pH 7,4; 5 mM $MgCl_2$; 5 mM EDTA; 5 mM KCl; 1,5 mM $CaCl_2$	0,95	500	90	27	Jarvie et al. 1993, MacKenzie et al. 1993, Sunahara et al. 1991
D_{2short}	Human	0,2 nM (^{3}H)-Spiperone	50 mM TRIS × HCl pH 7,4; 10 mM $MgCl_2$; 1 mM EDTA	1,55	500	60	27	Lahti et al. 1993, Sunahara et al. 1991, Swarzenski et al. 1994
D_3	Human	0,5 nM (^{3}H)-Spiperone	50 mM TRIS × HCl pH 7,4; 120 mM NaCl; 5 mM KCl; 5 mM $MgCl_2$; 1 mM EDTA; 1,5 mM $CaCl_2$	33	1000	20	37	Kula et al. 1994
D_{4-4}	Human	0,5 nM (^{3}H)-Spiperone	50 mM TRIS × HCl pH 7,4; 120 mM NaCl; 5 mM KCl; 5 mM $MgCl_2$; 1 mM EDTA	10,5	1000	60	25	Lahti et al. 1993, Seeman u. van Tol 1993, Swarzenski et al. 1994
α_1	Ratte	1 nM (^{3}H)-Prazosin	50 mM TRIS × HCl pH 7,4	100	250	30	25	Timmermann et al. 1981
5-HT_{2A}	Human	2 nM (^{3}H)-Ketanserin	50 mM TRIS × HCl pH 7,4; 4 mM $CaCl_2$; 0,1% Ascorbinsäure	20,25	250	15	37	Bonhaus et al. 1995
5-HT_{2C}	Human	0,7 nM (^{3}H)-Mesulergin	50 mM TRIS × HCl pH 7,4; 4 mM $CaCl_2$; 0,1% Ascorbinsäure	42	250	30	37	Bonhaus et al. 1995

[a] Mittels molekularbiologischer Techniken konnte gezeigt werden, daß auch beim Menschen unterschiedliche Varianten von Dopaminrezeptoren vorkommen (im wesentlichen Splice-Varianten). So steht $D_{2\text{-Short}}$ für die kurze Variante des D_2-Rezeptors, D_{4-4} für eine Variante des D_4-Rezeptor

Tabelle 2. Rezeptorbindungsdaten von cis-Flupentixol

Rezeptor		K_i (nmol/l) ± SEM
Dopamin	D_1	3,8 ± 3,1
	D_{2S}	3,6 ± 1,2
	D_3	2,5 ± 0,1
	D_{4-4}	14,5 ± 5,1
Serotonin	5-HT$_{1A}$[a]	2823 ± 376
	5-HT$_{2A}$	4,3 ± 1,2
	5-HT$_{2C}$	33,0 ± 3,2
Noradrenalin	α_1	6,0 ± 0,6
	α_2[a]	1600
Acetylcholin	M_1/M_2[b]	2500
Histamin	H_1[c]	130

[a] Glaser et al., unveröffentlicht
[b] Dompert et al., unveröffentlicht
[c] Leysen et al. 1984

niedrigen nanomolaren Bereich. Mit einem K_i-Wert von 4,3 nmol/l ist auch die Affinität für 5-HT$_{2A}$-Rezeptoren groß und vergleichbar der für Dopaminrezeptoren. Daneben findet man auch noch eine hohe Affinität (K_i-Wert 6 nmol/l) für α_1-adrenerge Rezeptoren. An Dopamin-D$_{4-4}$- und 5-HT$_{2C}$-Rezeptoren bindet Flupentixol mit etwas geringerer Affinität, an Histamin-H$_1$-Rezeptoren schon deutlich schwächer (K_i-Wert 130 nmol/l, Leysen et al. 1984). Eine Wechselwirkung mit einer Reihe weiterer Neurotransmitter-Rezeptoren (5-HT$_{1A}$, α_2-adrenerg, muskarinisch cholinerge Acetylcholinrezeptoren) findet sich erst bei mikromolaren Konzentrationen und ist daher pharmakologisch von untergeordneter Bedeutung.

Die in der vorliegenden Untersuchung erhaltenen Bindungsdaten für Flupentixol an Dopamin-D$_1$- und -D$_{2S}$- und Serotonin-Typ-2-Rezeptoren sind in guter Übereinstimmung mit älteren Literaturdaten (Hyttel et al. 1985; Meltzer et al. 1989; Leysen et al. 1993).

Tabelle 3 enthält Vergleichswerte des „klassischen" Neuroleptikums Haloperidol, von Clozapin und der beiden neueren Präparate Risperidon und

Tabelle 3. Rezeptorbindungsdaten von cis-Flupentixol und anderen Neuroleptika

	Inhibitionskonstanten K_i ± SEM (nmol/l)				
Rezeptor	Flupentixol	Olanzapin	Haloperidol	Risperidon	Clozapin
Dopamin D_1	3,8 ± 3,1	31,7 ± 5,2	22,7 ± 3,2	160 ± 45	103 ± 2,5
Dopamin D_{2S}	3,6 ± 1,2	68,2 ± 11,7	7,2 ± 1,5	11,5 ± 3,2	200 ± 27
Dopamin D_3	2,5 ± 0,1	58,7 ± 19,2	4,6 ± 1,0	11,7 ± 1,2	267 ± 42
Dopamin D_{4-4}	14,5 ± 5,1	17,0 ± 2,9	3,8 ± 1,3	8,1 ± 3,3	25,6 ± 4,9
5-HT$_{2A}$	4,3 ± 1,2	1,8 ± 0,6	138 ± 38	0,56 ± 0,1	5,4 ± 0,5
5-HT$_{2C}$	33,0 ± 3,2	3,7 ± 0,6	> 1000	8,4 ± 1,8	6,6 ± 0,6
α_1	6,0 ± 0,6	24,1 ± 12,6	20,5 ± 12,9	2,3 ± 0,8	16,7 ± 11,8

Olanzapin. Insgesamt sind unsere Daten bis auf wenige Ausnahmen in Übereinstimmung mit kürzlich publizierten Werten (Bymaster et al. 1996, Schotte et al. 1996). Es fällt auf, daß die Bindungswerte für die Dopamin-D_1-Rezeptoren bei allen vier Vergleichssubstanzen in der Arbeit von Schotte et al. um den Faktor 4–10 höher liegen als in der Untersuchung von Bymaster et al. und als bei unseren eigenen Daten, die wiederum mit denen von Bymaster et al. im großen und ganzen gut übereinstimmen. Während in der vorliegenden Studie die K_i-Werte für die einzelnen Substanzen an den Dopamin-D_{2S}-Rezeptoren etwas höher sind als bei Bymaster et al., liegen die Werte für 5-HT_{2A}-Rezeptoren niedriger. Die Reihenfolge der Substanzen in bezug auf ihre Affinitäten ist jedoch in den Untersuchungen identisch. Eine mögliche Ursache für diese Diskrepanz mag in der Verwendung unterschiedlicher biologischer Materialien (Nucleus caudatus/Putamen aus Rattengehirn vs. rekombinante Zellkulturen) und methodischen Variationen liegen.

Vergleicht man die Bindungswerte von Flupentixol mit denen der anderen Vergleichssubstanzen, so ergeben sich hieraus folgende Schlußfolgerungen:

- Die hohe Affinität von Flupentixol für Dopamin-D_1-, 5-HT_{2A}- und 5-HT_{2C}-Rezeptoren unterscheidet Flupentixol von Haloperidol (3,8 vs. 22,7 bzw. 4,3 vs. 138 bzw. 33 vs. >1000 nmol/l).
- Die hohe Affinität für 5-HT_{2A}-Rezeptoren hat Flupentixol gemeinsam mit Clozapin, Olanzapin und Risperidon. Letztere Substanz hat dabei mit einem K_i-Wert von 0,56 nmol/l die höchste Affinität, gefolgt von Olanzapin (1,8), Flupentixol (4,3) und Clozapin (5,4).
- In ihrer Affinität für Dopamin-D_3-Rezeptoren unterscheiden sich die Substanzen erheblich. Die Rangfolge ist cis-Flupentixol (2,5 nmol/l) > Haloperidol (4,6) > Risperidon (11,7) > Olanzapin (58,7) > Clozapin (267,7).
- Alle vier Substanzen binden mit mehr oder minder hoher Affinität an Dopamin-D_{4-4}- und -α_1-adrenerge Rezeptoren. Für erstere ist die Reihenfolge (nach abnehmender Bindungsstärke) Haloperidol > Risperidon > Flupentixol = Olanzapin > Clozapin, für letztere Risperidon > Flupentixol > Clozapin ≈ Haloperidol ≈ Olanzapin.

Aufgrund der oben erwähnten Unterschiede in den K_i-Werten bei den verschiedenen Studien ergeben sich auch unterschiedliche Werte, wenn man die Verhältnisse der Affinitäten für 5-HT_{2A}- und Dopamin-D_2-Rezeptoren bildet. Dieses Verhältnis wird neben anderen Faktoren als ein Kriterium zur Klassifizierung von Neuroleptika herangezogen (Leysen et al. 1993). Verallgemeinernd gilt: Je kleiner das Verhältnis ist (d. h. je besser eine Substanz an 5-HT_{2A}-Rezeptoren im Vergleich zu Dopamin-D_2-Rezeptoren bindet), desto „atypischer" ist sie in ihrem Wirkprofil (Meltzer 1996). Während auf der einen Seite Haloperidol als „typisches" Neuroleptikum ein hohes Verhältnis (in unserer Studie 19) aufweist, sind die Werte für die „atypischen" Substanzen Clozapin (0,03), Olanzapin (0,03) und Risperidon (0,05) sehr niedrig. Flupentixol liegt mit einem Verhältnis von 1,13 dazwischen. Legt man für eine derartige Verhältnisbildung K_i-Werte aus der Literatur zugrunde (Schotte et al. 1996, Bymaster et al. 1996, Meltzer et al. 1989), ergeben sich zahlenmäßig andere Werte, nämlich Haloperidol 18, Flupentixol 0,39, Olanzapin 0,11; Risperidon 0,05 und Clozapin 0,02. Die relative Reihenfolge aber bleibt unverändert.

Diskussion

Die hier beschriebenen Rezeptorbindungsergebnisse zeigen, daß Flupentixol mit einer Reihe von Neurotransmitter-Rezeptoren in Wechselwirkung steht, insbesondere mit bestimmten Subtypen von Dopamin- und Serotoninrezeptoren. Bezüglich des Rezeptorprofils zeigt Flupentixol deutliche Ähnlichkeiten zu sog. atypischen Neuroleptika, wie Clozapin, Risperidon und Olanzapin (Abb. 1). Ein Charakteristikum moderner („atypischer"). Neuroleptika ist ihre i. allg. hochaffine Wechselwirkung mit 5-HT$_{2A}$-Rezeptoren. In zahlreichen neurochemischen, verhaltenspharmakologischen und endokrinologischen Untersuchungen ist gezeigt worden, daß diese Substanzen serotoninerge Effekte über eine Blockade von 5-HT$_{2A}$-Rezeptoren antagonisieren (Meltzer 1996).

Die Affinität für 5-HT$_{2A}$-Rezeptoren ist bei den bisher verfügbaren atypischen Neuroleptika höher als die für Dopamin-D$_2$-Rezeptoren. Dies wird auch in der vorliegenden Studie bestätigt. Nach heute vorherrschender Meinung beruht die im Vergleich zu z.B. Haloperidol günstigere extrapyrami-

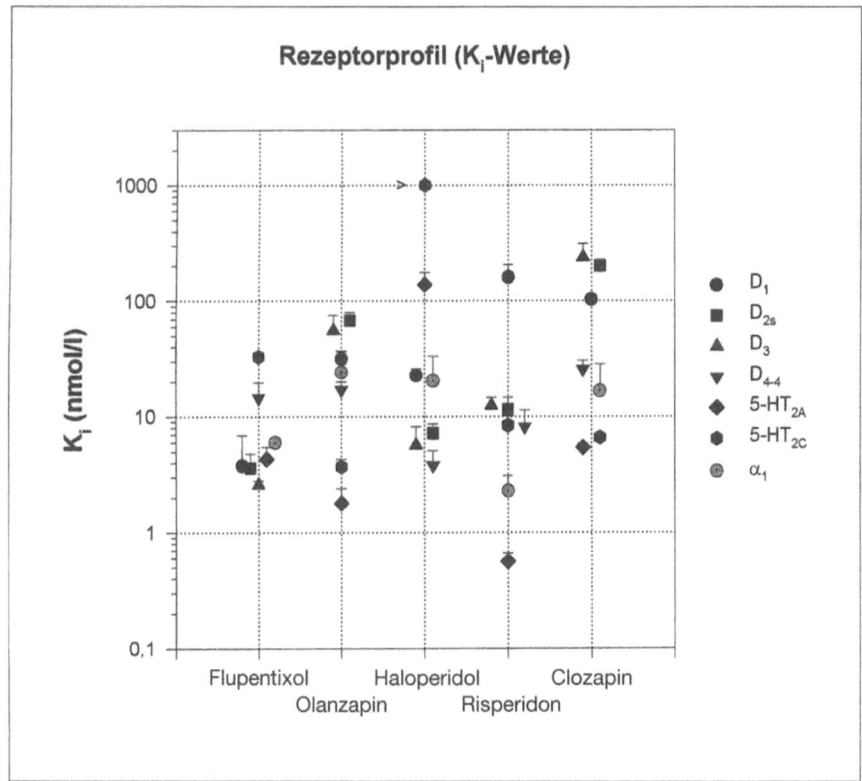

Abb. 1. Rezeptorprofile verschiedener Neuroleptika. Aufgetragen sind die K$_i$-Werte aus Rezeptorbindungsstudien. Die Werte sind Mittelwerte + SEM aus jeweils drei Versuchen

dalmotorische Verträglichkeit dieser Substanzen sowie ihre Wirksamkeit bei der Behandlung der Negativsymptomatik auf der Wechselwirkung mit 5-HT_{2A}-Rezeptoren (Meltzer 1996).

Flupentixol bindet mit etwa gleich hoher Affinität an Dopamin-D_2- und 5-HT_{2A}-Rezeptoren. Damit unterscheidet es sich deutlich von Haloperidol, dessen Affinität zu 5-HT_{2A}-Bindungsstellen etwa 20fach geringer ist. Die präklinischen Befunde einer Wechselwirkung von Flupentixol mit Dopamin-D_2- und 5-HT_2-Rezeptoren bestätigen sich auch *in vivo*. Nach oraler Gabe von 10 mg Flupentixol werden auch im menschlichen Gehirn beide Rezeptorpopulationen besetzt wie eine PET (Positronenemissionstomografie)-Studie an schizophrenen Patienten ergab (Nyberg et al. 1996). Funktionell hat sich Flupentixol als Antagonist an 5-HT_2-Rezeptoren erwiesen (Hyttel et al. 1985, Sommermeyer, unveröffentlicht).

In bezug auf sein Rezeptorprofil weist cis-Flupentixol damit ein atypisches Profil auf. Während bei cis-Flupentixol das Verhältnis der Affinitäten für Dopamin-D_2- und 5-HT_{2A}-Rezeptoren etwa 1 ist, überwiegt bei den atypischen Neuroleptika die serotoninerge Komponente. Betrachtet man die Klassifizierung der Neuroleptika von typisch bis atypisch als Kontinuum, mit Haloperidol an einem Ende und Clozapin als atypisch am anderen, so könnte man cis-Flupentixol etwa in der Mitte davon einordnen. Für eine Diskussion der Bezeichnung „atypisches" Neuroleptikum sei auf die Arbeit von Möller et al. 1997 und auf Soyka und Möller, dieser Band, verwiesen. Die darin angedeutete Vermutung, daß prinzipiell ältere, als „typisch" eingestufte Substanzen atypische Charakteristika aufweisen, wenn man sie nach modernen Methoden untersuchen würde, wird durch die vorliegende Studie bestätigt.

Auch ein weiteres Charakteristikum atypischer Neuroleptika, nämlich die Wirksamkeit gegenüber der Minussymptomatik bei Schizophrenen, wird von cis-Flupentixol erfüllt (s. Kap. Bandelow, dieser Band und Gartenmeier et al., dieser Band). Dies konnte in einer Langzeitstudie mit Flupentixoldecanoat gezeigt werden, in der ein signifikanter Effekt mit Hilfe der SANS-Skala (*Scale for Assessment of Negative Symptoms*) und der BPRS (*Brief Psychiatrie Rating Scale*) gefunden wurde (Pach et al. 1998). Auch in einer anderen Studie aus jüngerer Zeit konnte im Vergleich zu Chlorpromazin ein signifikanter Effekt auf die Negativsymptomatik nachgewiesen werden (Huang et al. 1995).

Die serotoninantagonistische Wirkung könnte auch zur anxiolytischen und antidepressiven Wirksamkeit von Flupentixol beitragen, die vor allem im niedrigen Dosisbereich beschrieben wurde (s. Kap. De Vry, dieser Band). Es ist davon auszugehen, daß auch die Wechselwirkung mit Dopamin-D_2-Rezeptoren dazu beiträgt. Unterstützt wird diese Vermutung durch die Tatsache, daß Antidepressiva (zumindest im Tiermodell) eine Erhöhung der dopaminergen Transmission im limbischen System bewirken (De Montis et al. 1990). Die antidepressive Wirkung niedrigdosierter Neuroleptika könnte nun darauf beruhen, daß bei geringer Dosis bevorzugt sog. präsynaptische Dopamin-D_2-(Auto-)Rezeptoren besetzt werden. Die Stimulation dieser Rezeptoren durch Dopamin führt zu einer Reduktion der Dopaminfreisetzung aus den Neuronen. Es handelt sich hierbei um einen klassischen Fall einer negativen Rückkopplung, durch die ein Überschießen der Freisetzung von Dopamin aus den Neuronen verhindert wird. Werden diese Autorezeptoren selektiv durch niedrigdosierte Neuroleptika blockiert, kommt es zu einer Erhöhung der Dopaminfreisetzung. Die negative Rückkopplung durch freigesetztes Dopamin wird unterbrochen und es kommt an der Synapse zu einem relativen Überangebot an Dopamin. Sowohl tierexperimentelle als auch klinische Befunde sprechen für eine mögliche Beteiligung dopaminerger Mechanismen bei Angst und Depression.

Ein weiteres Charakteristikum von cis-Flupentixol ist seine Wechselwirkung mit Dopamin-D_1-Rezeptoren, die im gleichen Konzentrationsbereich stattfindet wie die mit dem D_2-Typ. Hierin manifestiert sich einerseits ein deutlicher Unterschied zu Haloperidol, andererseits aber eine Gemeinsamkeit mit Clozapin. Die gleichstarke Bindung an Dopamin-D_1- und -D_2-Rezeptoren könnte sowohl für die neuroleptische Wirkung von cis-Flupentixol, insbesondere auf die schizophrene Minussymptomatik, als auch für die potentielle Anticraving-Wirkung (s. Kap. Soyka und De Vry, dieser Band) von Bedeutung sein. Aufgrund diverser Befunde wird vermutet, daß die bei Schizophrenen mehr oder weniger stark ausgeprägte Negativsymptomatik auf einer Unteraktivität dopaminerger Neurotransmission im frontalen Kortex beruht, im Gegensatz zur Plussymptomatik, der eine Hyperaktivität dopaminerger Systeme im limbischen und subkortikalen Bereich zugrunde liegen soll (Davis et al. 1991, Herith 1992). Die besondere Wirksamkeit von Clozapin wurde u. a. auch damit begründet, daß es in gleicher Weise an Dopamin-D_1- und -D_2-Rezeptoren bindet. Über die Blockade von Dopamin-D_1-Rezeptoren wird – zumindest im Rattenmodell – im frontalen Kortex die extrazelluläre Dopaminkonzentration erhöht und wirkt damit der dopaminergen Unterfunktion entgegen (Markstein, 1993).

Die Rolle der Dopamin-D_3- und -D_4-Rezeptoren in der Schizophrenie und in der therapeutischen Wirksamkeit von Neuroleptika ist trotz vieler Studien nach wie vor strittig. Obwohl eine Vielzahl der verfügbaren Neuroleptika mit hoher Affinität (im nanomolaren Bereich) an Dopamin-D_3-Rezeptoren bindet, konnte (noch) nicht gezeigt werden, ob diese Wechselwirkung Bedeutung für die klinische Wirksamkeit hat. Über klinische Studien mit selektiven Dopamin-D_3-Rezeptorliganden ist bisher nicht berichtet worden. In einer kürzlich erschienenen post-mortem-Studie wurde eine zweifache Erhöhung dieser Bindungsstellen in bestimmten Gehirnregionen schizophrener Patienten festgestellt, die mindestens einen Monat vor ihrem Tod neuroleptikafrei waren (Gurevich et al. 1997). Medizierte Patienten hatten eine Dopamin-D_3-Rezeptordichte wie entsprechende gesunde Kontrollpersonen. Daraus wurde geschlossen, daß Antipsychotika eine Reduktion von Dopamin-D_3-Rezeptoren bewirken. Unklar ist jedoch, ob eine solche Reduktion von klinischer Relevanz ist.

Im Falle von Dopamin-D_4-Rezeptoren ergibt sich nach heutigem Kenntnisstand ein etwas klareres Bild, insbesondere aufgrund der Verfügbarkeit mehr oder minder selektiver Antagonisten. Ursprünglich als der „Zielrezeptor" für Clozapin postuliert (van Tol et al. 1991), weil Clozapin unter allen Dopaminrezeptoren die höchste Affinität für den D_4-Typ besitzt, konnte bisher – wie auch beim D_3-Typ – eine eindeutige Rolle bei der Schizophrenie und ihrer Behandlung nicht nachgewiesen werden. Auch konnte nicht gezeigt werden, daß die Affinität für Dopamin-D_4-Rezeptoren oder das Verhältnis D_2-/D_4-Affinität für die Unterscheidung typisches/atypisches Profil eines Neuroleptikums von Bedeutung ist (Roth et al. 1995). Während bei Clozapin die Affinität für Dopamin-D_4-Rezeptoren ca. um den Faktor 8 höher ist als für D_2-Rezeptoren, ist bei den anderen Substanzen die Affinität für beide Rezeptoren etwa gleich. Dies wurde auch in früheren Studien berichtet (z.B. Schotte et al. 1996, Bymaster et al. 1996). Befunden über eine Erhöhung von Dopamin-D_4-Bindungsstellen in Gehirnen Schizophrener (Seeman et al. 1995, Murray et al. 1995, Sumiyoshi et al. 1995) stehen solche gegenüber, die keine Veränderung fanden (Reynolds u. Mason 1995, Mulcrone u. Kerwin 1996). Genetische Variationen des Dopamin-D_4-Rezeptor-Gens im Zusammenhang mit schizophrenen Erkrankungen wurden nicht gefunden (s. Übersicht Shaikh et al. 1997, Sanyal u. van Tol 1997).

Die bisher klarsten Aussagen gegen eine entscheidende Beteiligung von Dopamin-D_4-Rezeptoren an der Ätiologie der Schizophrenie kommen von klinischen Studien mit selektiven Dopamin-D_4-Rezeptor-Antagonisten, vor allem mit der Substanz L-745,870. Es konnte keinerlei antipsychotische Wirksamkeit festgestellt werden (Bristow et al. 1997, Kramer et al. 1997).

Flupentixol bindet wie auch die anderen in der vorliegenden Studie untersuchten Antipsychotika mit hoher Affinität an α_1-adrenerge Rezeptoren, wobei die Reihenfolge Risperidon > Flupentixol > Clozapin ≈ Haloperidol ≈ Olanzapin ist. Ähnlich der oben beschriebenen Situation bei Dopamin-D_3- und -D_4-Rezeptoren ist auch hier unklar, welche Bedeutung diese Wechselwirkung für die klinische Wirksamkeit hat. Für Clozapin ist postuliert worden, daß die α_1-adrenerge Wirkkomponente zu seinem einzigartigen Wirkprofil beiträgt (Pere 1995). Auf Basis elektrophysiologischer Untersuchungen wurde vermutet, daß eine α_1-adrenerge Rezeptorblockade einen exzitatorischen Input noradrenerger Neurone auf dopaminerge Neurone im mesolimbischen System antagonisiert und dadurch übermächtiges Feuern dopaminerger Neurone reduziert (Anderson et al. 1994). Dadurch könnte Antagonismus an α_1-adrenerge Rezeptoren zur antipsychotischen Wirkung beitragen.

Bezüglich der Wechselwirkung mit 5-HT_{2C}-Rezeptoren ergibt sich aus der vorliegenden Untersuchung ein Unterschied zwischen Flupentixol und Haloperidol. Während letztere Substanz praktisch keine Affinität für diese Bindungsstellen besitzt, binden sowohl Flupentixol als auch Clozapin, Olanzapin und Risperidon mit relativ hoher Affinität. Ähnliches wird auch für eine Reihe anderer Neuroleptika, wie z.B. Zotepin, Sertindol und Ziprasidon mit Ausnahme von Seroquel, gefunden (Schotte et al. 1996). Die Relevanz der Wechselwirkung mit 5-HT_{2C}-Rezeptoren für das klinische Wirkprofil ist unklar.

Zusammenfassung

Auf Basis der hier berichteten Rezeptorbindungsdaten läßt sich folgern, daß sich cis-Flupentixol im Rezeptorprofil einerseits deutlich von Haloperidol unterscheidet und andererseits diesbezüglich Gemeinsamkeiten mit atypischen Neuroleptika aufweist, insbesondere die Wechselwirkung mit 5-HT_{2A}- (und 5-HT_{2C}-) Rezeptoren. Dazu kommt noch seine hochaffine Bindung an Dopamin-D_1-Rezeptoren. Demnach ist cis-Flupentixol nicht als rein typisches (=klassisches) Neuroleptikum zu klassifizieren, sondern als eines, das atypische Merkmale besitzt. Damit im Einklang ist auch seine in mehreren Studien aus jüngster Zeit belegte Wirksamkeit gegenüber der Negativsymptomatik bei Schizophrenen und seine relativ gute extrapyramidalmotorische Verträglichkeit, insbesondere im niedrigen Dosisbereich. Die in einer Reihe klinischer Studien belegte antidepressive und anxiolytische Wirkung könnte, zumindest teilweise, auf der serotoninergen Wirkkomponente beruhen. Basis für die potentielle „Anticraving"-Wirkung in der Rückfallprophylaxe bei Alkoholkranken könnte die ausgeglichene Wechselwirkung mit Dopamin-D_1- und -D_2-Rezeptoren sein. Inwieweit bei all den klinischen Effekten von cis-Flupentixol noch weitere pharmakologische Zielstrukturen eine Rolle spielen, ist unklar und bleibt künftigen Untersuchungen vorbehalten.

Literatur

Andersson JI, Marcus M, Nomikos GG, Svensson TH (1994) Prazosin modulates the changes in firing pattern and transmitter relase induced by raclopride in the mesolimbic, but not in the nigrostriatal dopaminergic system. Naunyn-Schmiedeberg's Arch Pharmacol 349:236–243

Bonhaus DW, Bach C, De Souza A, Salazar FHR, Matsuoka BD, Zuppan P, Chan HW, Eglen RM (1995) The pharmacology and distribution of human 5-hydroxytryptamine$_{2B}$ (5-HT$_{2B}$) receptor gene products: comparison with 5-HT$_{2A}$ and 5-HT$_{2C}$ receptors. Brit J Pharmacol 115:622–628

Bristow LJ, Kramer MS, Kulagowski J, Patel S, Ragan CI, Seabrook GR (1997) Schizophrenia and L-745,870, a novel dopamine D4 receptor antagonist. Trends Pharmacol Sci 18: 186–188

Budde G (1991) Efficacy and tolerability of flupenthixol decanoate in the treatment of depression and psychosomatic disorders: a multicenter trial in general practice. Prog Neuro Psychopharmacol Biol Psychiat 16:677–689

Bymaster FP, Calligaro DO, Falcone JF, Marsh RD, Moore NA, Tye NC, Seeman P, Wong DT (1996) Radioreceptor binding profile of the atypical antipsychotic olanzapine. Neuropsychopharmacology 14:87–96

Davis KL, Khan RS, Ko G, Davidson M (1991) Dopamine in schizophrenia: a review and reconceptualization. Amer J Psychiatry 148:1474–1486

De Montis GM, Devoto P, Gessa GL, Meloni D, Procella A, Saba P, Serra G, Tagliamonte A (1990) Central dopaminergic transmission is selectively increased in the limbic system of rats chronically exposed to antidepressants. Eur J Pharmacol 180:31–35

Gruber AJ, Cole JO (1991) Antidepressant effects of flupentixol. Pharmacotherapy 11: 450–459

Gurevich EV, Bordelon Y, Shapiro RM, Arnold SE, Gur RE, Joyce JN (1997) Mesolimbic dopamine D3 receptors and use of antipsychotics in patients with schizophrenia. Arch Gen Psychiatry 54:225–232

Herith AJ (1992) The dopamine hypothesis and neurophysiologic concepts in schizophrenia. Rev Neurosci 3:207–216

Hoyer D, Clarke DE, Fozard JR, Hartig PR, Martin GR, Mylecharane EJ, Saxena PR, Humphrey PPA (1994) International union of pharmacology classification of receptors for 5-hydroxytryptamine (serotonin). Pharmacol Rev 46:410–485

Huang J, Yinliang S, Chenghua C, De Z, Huimin Z, et al (1995) A study on therapeutic efficacy of flupenthixol in treating chronic schizophrenics of type II. Chin J Neurol Psychiatry 28:269–272

Hyttel J, Larsen JJ, Christensen AV, Arnt J (1985) Receptor-binding profiles of neuroleptics. In: Casey, Chase, Christensen, Gerlach (Hrsg) Dyskinesia – Research and Treatment. Psychopharmacology Suppl 2, Springer, Heidelberg, S 9–18

Jarvie KR, Tiberi M, Silvia C, Gingrich JA, Caron MG (1993) Molecular cloning, stable expression and desensitization of the human dopamine D_{1b}/D_5 receptor. Rec Res 13: 573–590

Kramer MS, Last B, Getson, A, Reines SA and the D4 Dopamine Antagonist Group (1997) The effects of a selective D4 dopamine receptor antagonist (L-745,870) in acutely psychotic inpatients with schizophrenia. Arch Gen Psychiatry 54:567–572

Kula NS, Baldessarini RJ, Kebabian JW, Neumeyer JL (1994) S-(+)-Aporphines are not selective for human D3 dopamine receptors. Cell Mol Neurobiol 14:185–191

Lahti RA, Evans DL, Stratman NC, Figur LM (1993) Dopamine D_4 versus dopamine D_2 receptor selectivity of dopamine receptor antagonists – possible therapeutic implications. Eur J Pharmacol 236:483–486

Leysen JE (1984) Receptors for neuroleptic drugs. In: Bunow und Werry (Hrsg) Human Psychopharmacology 3. Jai Press., 315–356

Leysen JE, Janssen PMF, Schotte A, Luyten WHML, Megens AAHP (1993) Interaction of antipsychotic drugs with neurotransmitter receptor sites in vitro and in vivo in relation to pharmacological and clinical effects: role of $5HT_2$ receptors. Psychopharmacology 112:40–54

MacKenzie RG, Stefey ME, Manelli AM, Pollock NJ, Frail DE (1993) A D_1/D_2 chimeric dopamine receptor mediates a D_1 response to a D_2-selective agonist. FEBS Lett 323:59–62

Markstein R (1993) Bedeutung neuer Dopaminrezeptoren für die Wirkung von Clozapin. In: Naber D, Müller-Spahn F (Hrsg) Clozapin, Pharmakologie, Klinik eines atypischen Neuroleptikums. Neuere Aspekte in der klinischen Praxis. Springer, Heidelberg, S 5–15

Meltzer HY, Matsubara S, Lee JC (1989) Classification of typical and atypical antipsychotic drugs on the basis of dopamine D-1, D-2 and serotonin$_2$ pk$_i$ values. J Exp Pharm Ther 251:238–246

Meltzer HY (1994) An overview of the mechanism of action of clozapine. J Clin Psychiatry 55/9 (suppl B):47–52

Meltzer HY (1996) Pre-clinical pharmacology of atypical antipsychotic drugs: a selective review. Brit J Psychiatry 168 (suppl 29):23–31

Möller HJ (1997) Atypische Neuroleptika: Ist der Begriff gerechtfertigt? Psychopharmakotherapie 4:130–132

Mulcrone J, Kerwin RW (1996) No difference in the expression of the D_4 gene in post-mortem frontal cortex from controls and schizophrenics. Neurosci Lett 219:163–166

Murray MA, Hyde TM, Knable MB, Herman MM, Bigelow LB, Carter JM, Weinberger DR, Kleinman JE (1995) Distribution of putative D4 dopamine receptors in postmortem striatum from patients with schizophrenia. J Neurosci 15:2186–2191

Nyberg S, Nakashima Y, Nordström AL, Halldin C, Farde L (1996) Positron emission tomography of in-vivo binding characteristics of atypical antipsychotic drugs. Brit J Psychiatry 168 (suppl 29):40–44

Pach J, Finkbeiner T, Osterheider M, Tegeler J, Glaser T. Positiv- und Negativsymptomatik bei chronisch schizophrenen Patienten unter Erhaltungstherapie mit Flupentixoldecanoat im 12-Monatsverlauf. Fortschritte Psychiatrie Neurol (in Druck)

Pere JJ (1995) Clinical psychopharmacology: the example of clozapine (Leponex). Encephale 3:9–12

Pöldinger W (1991) Niedrigdosierte Neuroleptika bei ängstlich-depressiven Zustandsbildern und psychosomatischen Erkrankungen. Pöldinger W (Hrsg). G. Braun, Karlsruhe

RBI Handbook of Receptor Classification and Signal Transduction. In: Walting KJ, Kebabian JW, Neumeyer JL (Hrsg) Research Biochemicals International, USA 1995

Reynolds GP, Mason SL (1995) Absence of detectable striatal dopamine D4 receptors in drug treated schizophrenia. Eur J Pharmacol 281:R5–R6

Roth BL, Tandra S, Burgess LH, Sibley DR, Meltzer HY (1995) D4 dopamine receptor binding affinity does not distinguish between typical and atypical antipsychotic drugs. Psychopharmacology 120:365–368

Sanyal S, van Tol HHM (1997) Review the role of dopamine D4 receptors in schizophrenia and antipsychotic action. J Psychiat Res 31:219–232

Schotte A, Janssen PFM, Gommeren W, Luyten WHML, Van Gompel P, Lesage AS, De Loore K, Leysen JE (1996) Risperidone compared with new and reference antipsychotic drugs: in vitro and in vivo receptor binding. Psychopharmacology 124:57–73

Seeman P (1992) Dopamine receptor sequences – Therapeutic levels of neuroleptics occupy D_2 receptors, clozapine occupies D_4. Neuropsychopharmacology 7:173–174

Seeman P, van Tol HHM (1993) Dopamine D4 receptors bind inactive (+)-aporphines, suggesting neuroleptic role: Sulpiride not stereoselective. Eur J Pharmacol 233:173–174

Seeman P, van Tol HHM (1994) Dopamin receptor pharmacology. Trends Pharmacol Sci 15:264–270

Seeman P, Guan HC, van Tol HHM (1995) Schizophrenia: elevation of dopamine D4-likes sites, using [^{3}H]nemonapride and [^{125}I]epidepride. Eur J Pharmacol 286:R3–R5

Shaikh S, Makoff A, Collier D, Kerwin R (1997) Dopamine D4 receptors – potential therapeutic implications in the treatment of schizophrenia. CNS Drugs 8:1–11

Sumiyoshi T, Stockmeier CA, Overholser JC, Thompson PA, Meltzer HY (1995) Dopamine D4 receptors and effects of guanine nucleotides on [^{3}H]raclopride binding in postmortem caudate nucleus of subjects with schizophrenia or major depression. Brain Res 681:109–116

Sunahara RK, Guan HC, O'Dowd BF, Seeman P, Laurier LG, Ng G, George SR, Torchia J, van Tol HHM, Niznik HB (1991) Cloning of the gene for human D5 receptor with higher affinity for dopamine than D1. Nature 350:614–619

Sunahara RK, Seemann P (1993) Dopamine receptors and antipsychotic drug response. Br J Psychiatry 163 (Suppl 22):31–38

Swarzenski BC, Tang L, Oh YJ, O'Malley KL, Todd RD (1994) Morphogenic potentials of D_2, D_3, D_4, dopamine receptors revealed in transfected neuronal cell lines. Proc Natl Acad Sci USA 91:649–653

Timmermans PB, Ali FK, Kwa HY, Schoop AM, Slothorst-Grisdijk FB, van Zwieten PA (1981) Identical antagonist selectivity of central and peripheral alpha 1-adrenoceptors. Mol Pharmacol 20, 2:295–301

Tol van HHM, Bunzow JR, Guan HC, Sunahara RK, Seeman P, Niznik HB, Civelli O (1991) Cloning of the gene for a human dopamine D4 receptor with high affinity for the antipsychotic clozapine. Nature 350:610–614

Verhaltenspharmakologie von cis-Flupentixol im Vergleich zu typischen und atypischen Neuroleptika, Anxiolytika und Antidepressiva

J. De Vry

Einleitung

Seit der Entdeckung der antipsychotischen Eigenschaften des Phenothiazin-Derivats Chlorpromazin vor über drei Jahrzehnten wurde eine große Anzahl strukturell unterschiedlicher Neuroleptika (z. B. Butyrophenone, Benzamide und Thioxanthene) in die klinische Praxis eingeführt. Mehrere Untersuchungen haben die klinische Beobachtung bestätigt, daß zumindest einige dieser Substanzen neben ihren wohlbekannten antipsychotischen Eigenschaften möglicherweise auch anxiolytische und/oder antidepressive Eigenschaften haben, insbesondere in niedriger Dosierung (z. B. Pöldinger 1991, Osterheider 1991, Beneke, Tegeler, dieser Band). Diese zusätzlichen Eigenschaften wurden für das Thioxanthen-Derivat cis-Flupentixol ausführlich beschrieben.

Ziel der vorliegenden Studie war es, das Verhaltensprofil von cis-Flupentixol an verschiedenen Tiermodellen mit dem des typischen Neuroleptikums Haloperidol, des atypischen Neuroleptikums Clozapin (Meltzer 1989), des Benzodiazepinanxiolytikums Diazepam und mit dem des trizyklischen Antidepressivums Amitriptylin zu vergleichen. Zur Erfassung antipsychotischer, anxiolytischer oder antidepressiver Wirkungen wurden allgemein anerkannte Tiermodelle verwendet. Cis-Flupentixol erwies sich in zwei Psychosemodellen sowie einem Angstmodell als wirksam. Dieses Verhaltensprofil wies einige Ähnlichkeiten mit dem von Clozapin auf, stand jedoch im Gegensatz zu dem von Haloperidol. Außerdem wurden einige Ähnlichkeiten zwischen cis-Flupentixol und Amitriptylin in einem Depressionsmodell festgestellt. Diese Ergebnisse bestätigen die klinische Beobachtung, daß cis-Flupentixol neben seinen antipsychotischen Eigenschaften eine ausgeprägte anxiolytische Wirkung besitzt (z. B. Fog 1991). Die Möglichkeit zusätzlicher antidepressiver Eigenschaften wird diskutiert. Desweiteren wird diskutiert, inwieweit dem besonderen Verhaltensprofil von cis-Flupentixol die antagonistischen Eigenschaften der Substanzen an dopaminergen und serotoninergen Rezeptoren zugrundeliegen könnten (zum Rezeptorprofil s. Glaser et al., dieser Band).

Methodik und Tiermodelle

Bedingter Fluchtreaktionstest (CAR)

Männlichen Wistar-Ratten wurde in einer klassischen Zweiwegebox beigebracht, einen 0,5 mA starken Elektroschock (Höchstdauer 10 s), der durch Licht und Ton (1 kHz, 10 s) angekündigt wurde, zu vermeiden. Die Basiswerte der bei jeder Trainingssitzung erzielten Vermeidungsreaktion (d. h. das Wechseln auf die andere Seite der Box während der Ankündigungsphase des Versuchs, also vor Auslösen des Schocks) und der Fluchtreaktion (d. h. das Wechseln in das andere Kompartment während der Schockphase des Versuchs) wurden für jedes Tier separat berechnet; anschließend wurde für die Gruppe ($n=8$) jeweils der Durchschnitt ermittelt. Sobald bei mindestens 10 täglichen Sitzungen mit jeweils 20 Versuchen eine 75%ige Vermeidungsreaktion erreicht wurde, erhielten die Tiere die Substanz oder das Vehikel intraperitoneal (i. p.) verabreicht und wurden 15 min später getestet. Die Substanzwirkung wurde unter beiden Parametern als prozentuale Hemmung im Vergleich mit den entsprechenden Basiswerten vor dem Test ausgedrückt. Substanzen, welche die Vermeidungsreaktion in einem Dosisbereich hemmen, der die Fluchtreaktion nicht beeinflußt, gelten als potentiell antipsychotisch wirksam (z. B. Arnt 1982).

Apomorphininduzierter Klettertest (AIC)

Ähnlich der von Protais et al. (1975) beschriebenen Methode wurden männliche NMR1-Mäuse (Charles River, $n=10$ pro Gruppe) in einen zylindrischen Drahtkäfig gesetzt und erhielten 15 min später die zu testende Substanz bzw. das Vehikel (i. p.); wiederum 15 min später erhielten sie den Dopaminrezeptoragonisten Apomorphin in einer Dosis von 2 mg/kg subkutan gespritzt. Bei jedem Tier wurde bestimmt, wie oft es mit den Pfoten die Käfigwand 10, 20 und 30 min nach der letzten Injektion berührte. Diese Zahlen wurden für jedes Tier zusammengezählt und es wurde pro Gruppe der Durchschnitt ermittelt. Durch Vergleich der Verum- mit der Plazebogruppe wurde eine etwaige Hemmung des apomorphininduzierten Kletterverhaltens errechnet. Substanzen, welche das apomorphininduzierte Kletterverhalten hemmen, gelten als direkt oder indirekt antidopaminerg wirkend und könnten daher antipsychotisches Potential besitzen (Protais et al. 1975).

Ultraschall-Vokalisations-Test (USV-Test)

Junge erwachsene männliche Wistar-Ratten wurden in eine Standardversuchsbox gesetzt und erhielten während einer 23minütigen Trainingsphase 20 leichte unvermeidbare Fußschocks (2 mA, 2 s). Diese Schocksitzungen wurden an den nächsten drei Tagen wiederholt. Am fünften Tag wurden die Tiere in einer anderen Kammer getestet, die mit einem Mikrophon in der Mitte der Decke ausgestattet war. Über das Mikrophon konnten Ultraschalllaute im Frequenzbereich zwischen 17 und 29 kHz aufgezeichnet werden.

Nach Verabreichung von fünf leichten Elektroschocks wurde die Gesamtdauer der Ultraschallvokalisation (USV) über 5 min gemessen. Tiere, die während der Testsitzung mindestens 150 s lange Ultraschallaute emittierten, wurden für weitere Versuche ausgewählt. Testsubstanzen wurden 15 min vor Versuchsbeginn i. p. injiziert. Die Ergebnisse sind als prozentuale Hemmung der Ultraschallvokalisation im Vergleich zu einer mit Vehikel vorbehandelten Kontrollgruppe ($n=10$) dargestellt. Substanzen, die konditionierte Ultraschallaute hemmen, gelten als potentiell anxiolytisch (De Vry et al. 1993).

Forcierter Schwimmtest (FST)

Die Versuchsanordnung entspricht der von Porsolt et al. (1978) beschriebenen. In einem Vortest wurden männliche Wistar-Ratten einzeln für 20 min in Glaszylinder (40 cm hoch, 20 cm Durchmesser) gesetzt, die 17 cm hoch mit 25 °C warmem Wasser gefüllt waren. 24 h nach diesem Vorversuch wurden die Ratten wieder in die Zylinder gesetzt und die Gesamtdauer der Immobilität (in s) 5 min lang aufgezeichnet. Eine Ratte wurde als immobil betrachtet, wenn sie sich in aufrechter Haltung im Wasser treiben ließ und nur ganz geringe Bewegungen unternahm, um den Kopf über Wasser zu halten. 23, 5 und 1 h vor dem zweiten Test wurde den Tieren entweder die Prüfsubstanz oder ein Plazebo (i. p.; $n=6$) verabreicht. Die Wirkung wurde als prozentuale Immobilitätsverminderung im Vergleich zur Plazebobehandlung ausgedrückt. Substanzen, welche die Immobilität reduzieren, gelten als potentiell antidepressiv (Porsolt et al. 1978).

Abgesehen von der oben beschriebenen „akuten" FST-Version wurde eine zweite Version eingesetzt, um die Wirkung nach „chronischer" Verabreichung zu untersuchen. In diesem Fall wurden die Tiere zwischen den beiden Schwimmversuchen 19mal statt dreimal behandelt. Die Verabreichung erfolgte zweimal täglich über 10 Tage, und die Tiere wurden 1 h nach der letzten Verabreichung getestet. Jeder Versuch umfaßte drei Gruppen: eine Kontrollgruppe, die lediglich Plazebo erhielt, eine „akute" Versuchsgruppe, die 16 Plazeboverabreichungen vor drei abschließenden Substanzverabreichungen (nach dem oben beschriebenen Verabreichungsschema) erhielt, und eine „chronische" Versuchsgruppe, die nur die Substanz erhielt. Typischerweise und entsprechend der klinischen Erfahrung zeigen Antidepressiva nach wiederholter Verabreichung eine stärkere Antiimmobilitätswirkung (Sensibilisierung, Schuurman u. Benz 1990, De Vry u. Schreiber 1993).

Datenauswertung

Nach log-probit-Transformation der Daten und Berechnung der optimalen Regressionsgeraden wurden die ED_{50}-Werte und die 95%-Konfidenzintervalle berechnet. ED_{50}-Werte mit nicht überlappenden 95%-Konfidenzintervallen wurden als signifikant verschieden angesehen. Die Vergleiche zwischen den Gruppen wurden anhand des Student-t-Test für unverbundene Stichproben durchgeführt; lediglich beim FST-Test wurde der U-Test von Mann und Whitney verwendet. Ein Wahrscheinlichkeitsniveau von 5% wurde als statistisch signifikant angesehen.

Ergebnisse und Diskussion

Bedingter Fluchtreaktionstest (s. Abb. 1, Tabelle 1)

Das typische Neuroleptikum Haloperidol sowie das atypische Neuroleptikum Clozapin hemmten dosisabhängig und nahezu vollständig die Vermeidungsreaktion in einem Dosisbereich, der keinen Einfluß auf die Fluchtreaktion hatte. Ein derartig selektiver Effekt wurde für Neuroleptika wiederholt beschrieben und gilt i. allg. als guter Hinweis auf eine antipsychotische Wirkung (z. B. Arnt 1982, Herz 1960, Kuribara u. Tadokoro 1981; vergleiche jedoch: Seiden u. Dykstra 1977 zur Diskussion möglicher falsch-positiver Ergebnisse). Cis-Flupentixol hemmte ebenfalls die Vermeidungsreaktion. Der Unterschied zu der Dosierung, bei der auch die Fluchtreaktion beeinflußt wird, war jedoch geringer als im Fall von Haloperidol und Clozapin. Moller-Nielsen et al. (1973) berichteten bereits, daß die Potenzdifferenz von racemischem Flupentixol bei der Beeinflussung von Vermeidungs- und Fluchtreaktion zwischen Faktor 2 und 4 lag, abhängig vom zeitlichen Abstand zwischen Injektion und Test. In der vorliegenden Studie zeigte trans-Flupentixol zwar einen Einfluß auf die Vermeidungsreaktion, jedoch war die

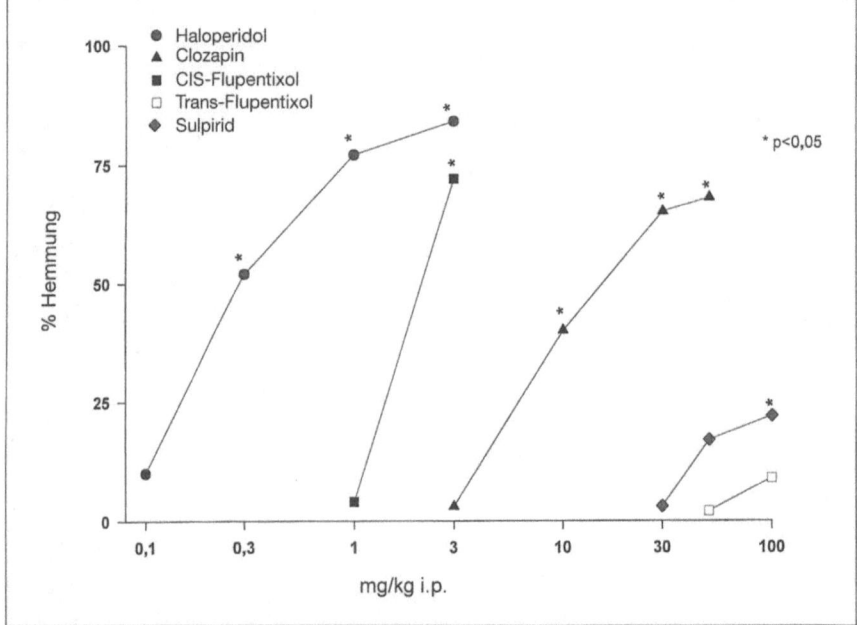

Abb. 1. Wirkung typischer und atypischer Neuroleptika auf die konditionierte Fluchtreaktion in einem Zweiwegeboxtest (CAR-Test). Die gezeigten Daten stellen die prozentuale Hemmung der Fluchtreaktion (Fluchthemmung) bei Ratten dar, die darauf trainiert worden waren, einen leichten Elektroschock auf die Pfoten nach Erklingen eines Warnsignals zu vermeiden. Unter einem Plazebo war die Hemmung weniger als 5% (Daten nicht gezeigt)

Tabelle 1. Effekte von typischen und atypischen Neuroleptika, Diazepam und Amitriptylin in Tiermodellen zur Erfassung antipsychotischer, anxiolytischer und antidepressiver Wirkung. Psychosemodelle: konditioniertes Vermeidungsverhalten Ratte; apomorphininduziertes Klettern Maus. Angstmodell: Ultraschallvokalisation Ratte. Depressionsmodell: forcierter Schwimmtest Ratte. Die Ergebnisse sind ausgedrückt als ED_{50}-Werte mit 95%-Konfidenzintervallen (in mg/kg i. p.)

Substanz	Konditionierter Vermeidungstest		Apomorphin-induzierter Klettertest	Ultraschall-vokalisation	Forcierter Schwimmtest
	Vermeidungs-reaktion	Flucht-reaktion	Hemmung des Kletterns	Hemmung der USV	Hemmung der Immobilität
Halo-peridol	0,4 (0,3–0,6)	3,6 (0,6–22,2)	0,06 (0,03–0,14)	NE[a]	NE[a]
Clozapin	22,4 (12,7–39,6)	128,8 (52,3–317,3)	1,3 (0,6–2,9)	1,0 (0,4–2,8)	NE[a]
cis-Flu-pentixol	2,3 (1,6–3,2)	2,8 (2,1–3,8)	0,2 (0,1–0,4)	4,3 (2,5–7,2)	NE[a]
trans-Flu-pentixol	NE[a]	NE[a]	53,3 (36,2–78,6)	NE[a]	NT[b]
Sulpirid	NE[a]	NE[a]	32,7 (20,6–52,0)	NE[a]	NT[b]
Diaze-pam	NE[a]	NE[a]	NT[b]	2,9 (0,6–14,7)	NE[a]
Amitrip-tylin	NT[b]	NT[b]	NT[b]	25,6 (11,7–56,0)	34,0 (13,4–86,4)

[a] NE: Nicht effektiv (Wirksamkeit <50% im untersuchten Dosisbereich)
[b] NT: Nicht getestet

Substanz mindestens 50mal weniger wirksam als das cis-Isomer. Ein ähnlicher Potenzunterschied zwischen beiden Enantiomeren wurde bereits in einer Reihe anderer Verhaltenstests (Moller-Nielsen et al. 1973) festgestellt. Sulpirid (in Dosen bis zu 100 mg/kg) und Diazepam (10 mg/kg, eine Dosis, die im USV-Test eine ausgeprägt anxiolytische Wirkung entfaltet, s. unten) waren in diesem Test unwirksam. Im Falle von Sulpirid ist die fehlende Wirksamkeit höchstwahrscheinlich darauf zurückzuführen, daß die Substanz nur in geringem Maße in das Gehirn gelangt (Justin-Besancon 1988).

Apomorphin-induzierter Klettertest (s. Abb. 2, Tabelle 1)

Bei Mäusen zeigten sämtliche untersuchten Neuroleptika eine dosisabhängige und vollständige Hemmung des durch den Dopaminagonisten Apomorphin induzierten Kletterverhaltens. Dieser Befund deutet darauf hin, daß

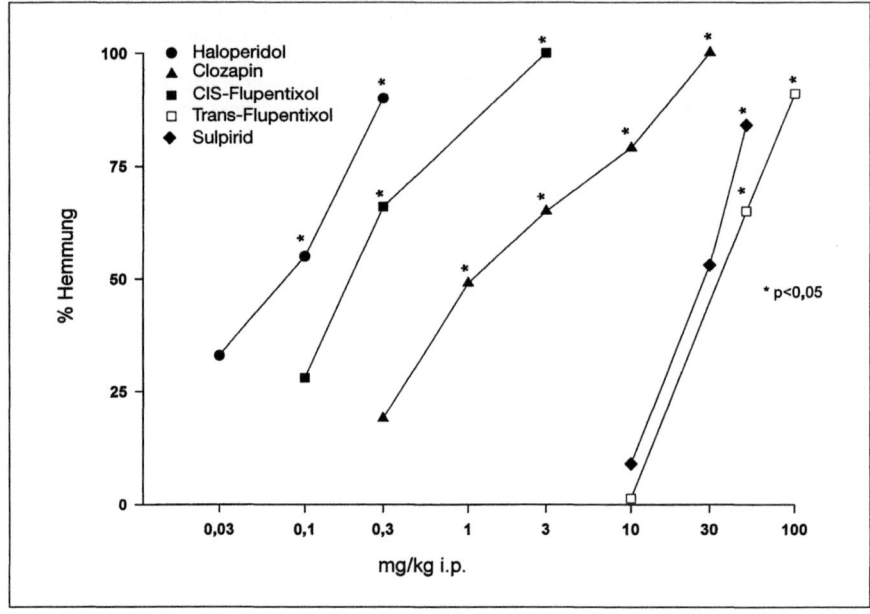

Abb. 2. Wirkung typischer und atypischer Neuroleptika auf das bei Mäusen durch Apomorphin ausgelöste Kletterverhalten. Die gezeigten Daten stellen die prozentuale Hemmung des Kletterverhaltens im Vergleich zu der vorherigen Plazebobehandlung dar

diese Substanzen direkt oder indirekt ein hyperaktives dopaminerges System blockieren und bestätigen den Nutzen dieses Modells als Screeningtest für potentiell antipsychotisch wirkende Substanzen (Protais et al. 1975). Auch bei anderen Tierarten, wie Ratten und Hunden, wurde bei cis-Flupentixol und anderen Neuroleptika häufig eine Blockierung der apomorphininduzierten zwanghaften Verhaltensmuster berichtet (z. B. Christensen u. Moller-Nielsen 1974, Moller-Nielsen et al. 1973). Im Vergleich zum CAR-Test scheinen die Substanzen im AIC-Test jedoch generell potenter und wirksamer (z. B. trans-Flupentixol und Sulpirid) zu sein. Wiederum war cis-Flupentixol viel potenter als trans-Flupentixol (um etwa das 250fache; s. auch Moller-Nielsen et al. 1973).

Ultraschall-Vokalisations-Test (s. Abb. 3, Tabelle 1)

Das Standardanxiolytikum Diazepam hemmte dosisabhängig und vollständig die schockinduzierte USV, während die Neuroleptika Haloperidol und Sulpirid keine Wirkung zeigten. Das atypische Neuroleptikum Clozapin wie auch cis-Flupentixol unterdrücken die USV dosisabhängig und nahezu vollständig, was für eine anxiolytische Wirksamkeit dieser Substanzen spricht. Im Falle von Clozapin wurde diese Wirkung am unteren Ende des „antipsychotischen" Dosisbereichs gefunden, während im Falle von cis-Flupentixol

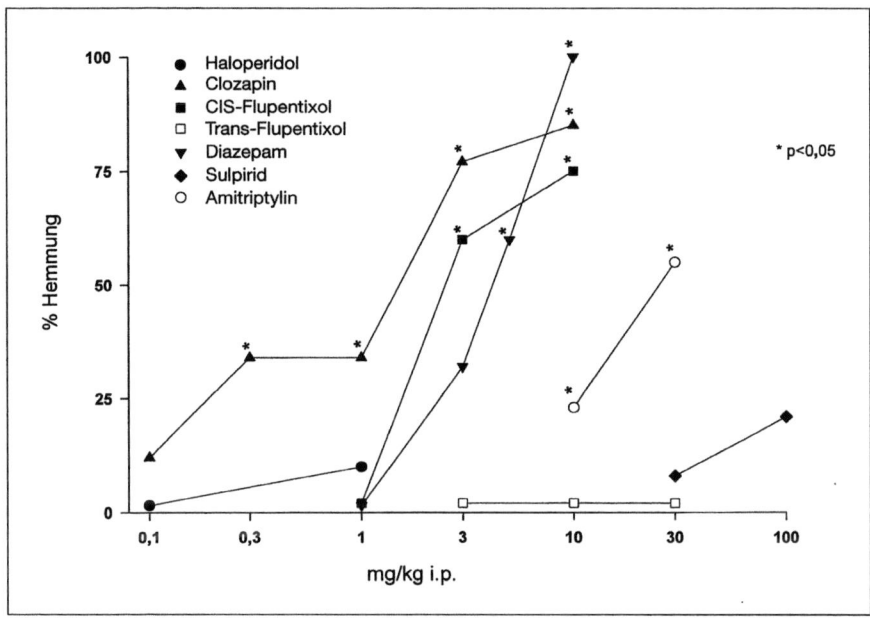

Abb. 3. Wirkung von typischen und atypischen Neuroleptika, von Diazepam und Amitriptylin auf die durch Schock ausgelöste Ultraschallvokalisation (USV) bei der Ratte. Die gezeigten Daten stellen die prozentuale Hemmung der USV im Vergleich zur Plazebobehandlung dar

für diese Wirkung eher höhere Dosen nötig waren. Im allgemeinen sind Haloperidol und andere typische Neuroleptika in Tiermodellen zur Erfassung von Angstzuständen nicht wirksam. Bei Clozapin wurde jedoch über anxiolytikaähnliche Wirkungen berichtet (Überblick s. Pollard u. Howard 1990). Trans-Flupentixol zeigte bei Dosierungen, die 10mal höher als die minimale Wirkdosis des cis-Enantiomers lagen, keinen Effekt im USV-Test. Interessanterweise bewirkt auch das trizyklische Antidepressivum Amitriptylin eine teilweise Hemmung der USV in Dosen, die in entsprechenden Tiermodellen antidepressive Wirksamkeit zeigten (s. unten). Ähnliches wurde bereits früher für Imipramin berichtet (De Vry et al. 1991, 1993) und stimmt mit der klinischen Beobachtung überein, daß trizyklische Antidepressiva auch anxiolytische Eigenschaften haben (z. B. Fawcett 1990).

Forcierter Schwimmtest (FST-Test)

„Akute" Behandlung (s. Tabelle 1)

Das Antidepressivum Amitriptylin reduzierte dosisabhängig die Immobilität, eine Feststellung, die verschiedentlich von einer Reihe von Laboratorien berichtet wurde (Übersicht s. Borsini u. Meli 1988). Bis zu einer Dosis von 10 mg/kg beeinflußten Clozapin und Diazepam die Immobilität nicht; beide

Substanzen tendierten eher zu einer *Steigerung* der Immobilität – möglicherweise aufgrund sedativer und ataktischer Nebenwirkungen. Auch Haloperidol und cis-Flupentixol steigerten dosisabhängig die Immobilität bei ED_{50}-Werten zwischen 0,5 und 0,6 mg/kg. Niedrige bis sehr niedrige Dosen dieser Substanzen (0,01–0,03 mg/kg) zeigten jedoch keine Wirkung. Im Falle der letzteren beiden Substanzen wurde eine immobilitätssteigernde Wirkung in einem Dosisbereich erzielt, in dem auch kataleptische Wirkungen auftraten. Es ist daher bei diesem Test schwierig zu beurteilen, ob diese Substanzen antidepressive Eigenschaften haben oder ob diese durch das Auftreten motorischer Nebenwirkungen maskiert wurden. In diesem Zusammenhang ist erwähnenswert, daß bei höheren Dosen von Amitriptylin und Imipramin trotz der auftretenden Sedierung eine Abnahme der Immobilität festgestellt wurde (De Vry et al. 1991).

„Chronische" Behandlung (s. Tabelle 2)

Nach wiederholter Verabreichung (19 Anwendungen in 10 Tagen) zeigte sich, daß eine Amitriptylindosis, die bei „akuter" Verabreichung praktisch unwirksam war, eine Reduzierung der Immobilität bewirkte. Ein derartiger Befund wurde bereits früher für Amitriptylin und andere Antidepressiva festgestellt (z. B. Schuurman u. Benz 1990; De Vry u. Schreiber 1993) und stimmt mit der klinischen Situation überein. Interessanterweise ließ sich cis-Flupentixol von Haloperidol nach chronischer Verabreichung unterscheiden. Während die immobilitätssteigernde Eigenschaft von Haloperidol nach wiederholter Verabreichung unbeeinflußt blieb, wurde im Falle von cis-Flupentixol eine vollständige Toleranz gegenüber dieser Wirkung erzielt. Ob-

Tabelle 2. Vergleich von subchronischer (19mal) versus akuter (3mal) Gabe von Amitriptylin, cis-Flupentixol und Haloperidol im forcierten Schwimmtest

Vorbehandlung (Dosis)[a] 16mal	Behandlung (Dosis)[a] 3mal	Mittlere Immobilität (s)	Immobilität (%)[b] Hemmung (−) Zunahme (+)	Signifikanz-Niveau für den Unterschied	
				Vehikel/ Vehikel	Vehikel/ Substanz
Vehikel	Vehikel	144	—	—	—
Vehikel	Amitriptylin (20)	128	−11	NS[c]	—
Amitriptylin (20)	Amitriptylin (20)	90	−37	$p<0,001$	$p<0,02$
Vehikel	Vehikel	162	—	—	—
Vehikel	cis-Flupentixol (0,1)	191	+18	$p<0,05$	—
cis-Flupentixol (0,1)	cis-Flupentixol (0,1)	160	−1	NS[c]	$p\approx0,07$
Vehikel	Vehikel	162	—	—	—
Vehikel	Haloperidol (0,1)	199	+23	$p<0,05$	—
Haloperidol (0,1)	Haloperidol (0,1)	192	+19	$p<0,05$	NS[c]

[a] Dosis in mg/kg (i. p.); Substanzgabe 2mal täglich über 10 Tage; der 5minütige Test wurde 60 min nach der letzten Applikation durchgeführt
[b] Im Vergleich zur Vehikel/Vehikel-Kontrollgruppe
[c] Nicht signifikant

wohl cis-Flupentixol (noch?) nicht in der Lage war, die Immobilität nach einem chronischen Dosierungsschema zu reduzieren, war die Tendenz der adaptiven Wirkung die gleiche wie die bei Amitriptylin beobachtete. Bei der Interpretation dieser Daten ist jedoch auch hier Vorsicht geboten, weil möglicherweise motorische Nebenwirkungen mit eine Rolle spielen.

Diskussion

Cis-Flupentixol: ein Neuroleptikum mit anxiolytischen und antidepressivaähnlichen Eigenschaften

In der vorliegenden Studie wurde das Verhaltensprofil von cis-Flupentixol mit dem des typischen Neuroleptikums Haloperidol und des atypischen Neuroleptikums Clozapin sowie des Benzodiazepinanxiolytikums Diazepam und des trizyklischen Antidepressivums Amitriptylin in Tiermodellen zur Erfassung antipsychotischer (2 Modelle), anxiolytischer (1 Modell) und antidepressiver (1 Modell) Wirkeigenschaften verglichen. Danach war cis-Flupentixol in den Psychosemodellen und dem Angstmodell wirksam. Dieses Wirkprofil weist gewisse Ähnlichkeiten mit dem von Clozapin auf. Während unter Clozapin die anxiolytischen Eigenschaften bei niedrigeren als die beim CAR-„Psychose"-Test wirksamen Dosierungen auftraten, fanden sich bei cis-Flupentixol anxiolytische und antipsychotische Eigenschaften im gleichen Dosisbereich. Andererseits wurden weder bei Haloperidol noch bei Sulpirid anxiolytische Eigenschaften festgestellt. Es ist unwahrscheinlich, daß die in dieser Studie zur Charakterisierung antipsychotischer und anxiolytischer Substanzwirkungen verwendeten Tiermodelle eine „Kreuzsensitivität" aufweisen, da einerseits Diazepam im CAR-Test und andererseits Haloperidol im USV-Test unwirksam waren.

Ein Vergleich der Enantiomere von Flupentixol zeigte durchgängig, daß cis-Flupentixol potenter und wirksamer war als trans-Flupentixol. Der Unterschied in der neuroleptischen Wirksamkeit beider Substanzen schwankte zwischen Faktor 50 und 250, abhängig von Testmethode und Tierart. Ähnliche Unterschiede wurden bereits früher von Moller-Nielsen et al. (1973) berichtet. Die Wirkintensität von cis-Flupentixol war in dieser Studie nur 10 bis 50mal höher als die des trans-Enantiomers. Da Moller-Nielsen (1973) angaben, daß die Substanz ihre Wirkungsspitze 4 bis 6 h nach Verabreichung erreicht und da der zeitliche Abstand zwischen Injektion und Test in der vorliegenden Studie wesentlich kürzer war (15 bis 30 min nach Applikation), erscheint es sehr wahrscheinlich, daß der in den beiden Studien gefundene Unterschied in der Wirkintensität auf unterschiedliche Abstände zwischen Injektion und Test zurückzuführen ist. Interessanterweise wurde auch in dem Angstmodell ein Unterschied um mindestens den Faktor 10 zwischen den beiden Enantiomeren festgestellt.

Bezüglich der Wirkintensität wäre die Reihenfolge der in der vorliegenden Studie untersuchten Neuroleptika bei beiden Psychosetiermodellen ähnlich, nämlich:

Haloperidol > cis-Flupentixol > Clozapin > Sulpirid = trans-Flupentixol.

Diese Reihenfolge stimmt mit ihrer klinischen antipsychotischen Potenz überein (Kuribara u. Tadokoro 1981).

Nach „akuter" Verabreichung zeigte sich bei Amitriptylin, nicht jedoch bei Diazepam oder einem der untersuchten Neuroleptika eine Wirksamkeit am FST-Depressions-Modell. Es ist allerdings schwierig, etwaige antidepressive (immobilitätsreduzierende) Wirkungen in diesem Test von möglichen motorischen Nebenwirkungen zu trennen. Da die immobilitätssteigernde Wirkung der Neuroleptika in einem Dosisbereich festgestellt wurde, der sedative und/oder kataleptische Wirkungen erzeugte, ist es möglich, daß eine potentielle antidepressive Wirkung von diesen motorischen Nebenwirkungen maskiert wurde. Nach „chronischer" Verabreichung ließ sich cis-Flupentixol jedoch von Haloperidol differenzieren, weil die erstere Substanz eine Toleranz gegenüber der immobilisierenden Wirkung aufwies, die sich möglicherweise als Sensibilisierung gegenüber der Antiimmobilitätswirkung interpretieren läßt, einem wiederholt bei klassischen Antidepressiva berichteten Phänomen (z. B. Schuurman u. Benz 1990; De Vry u. Schreiber 1993). Unter Berücksichtigung der oben genannten Einschränkungen des Tests könnte die mit cis-Flupentixol erzielte Verhaltenssensibilisierung als antidepressives Potential der Substanz interpretiert werden.

Cis-Flupentixol: der den Verhaltenswirkungen möglicherweise zugrundeliegende Wirkungsmechanismus

Eine detaillierte Diskussion der den Verhaltenseffekten von cis-Flupentixol möglicherweise zugrunde liegenden Wirkmechanismen würde den Rahmen dieses Kapitels sprengen. Angedeutet sei nur soviel, daß die vorliegenden Ergebnisse – in Verbindung mit dem von Glaser et al. (dieser Band) beschriebenen Rezeptorprofil – darauf hindeuten, daß möglicherweise eine Blockade der Dopamin-D_2- (und vielleicht -D_1)-Rezeptoren für die an den Psychosemodellen erzielten Wirkungen verantwortlich sein könnte, wohingegen die Wirksamkeit beim Angsttest und evtl. auch beim Depressionstest auf dem 5-HT_2-Rezeptor-Antagonismus beruhen könnte.

Was die antipsychotische Wirkung angeht, so wurde vermutet, daß die Wirkung im CAR- und im AIC-Test eng mit der (in-)direkten Blockade der D_2-Rezeptoren korreliert (Arnt 1982, Protais 1979). Diese Feststellung zusammen mit der allgemein anerkannten Ansicht, daß eine Blockade der D_2-Rezeptoren der wahrscheinlichste Wirkungsmechanismus der heute eingesetzten Antipsychotika ist (Carlsson 1987, Seeman 1987), untermauert den Nutzen beider Tiermodelle als potentielle Korrelate für „antipsychotische" Wirkung. Wie von Glaser et al. ausgeführt (dieser Band), läßt sich cis-Flupentixol als ein kombinierter D_1-, D_2-, 5-HT_{2A}-, α_1-adrenerger Rezeptor-Antagonist mit einer sehr schwachen Affinität zu 5-HT_{1A}-Rezeptoren charakterisieren. Es ist sehr unwahrscheinlich, daß die 5-HT_{1A}-, 5-HT_{2A}- oder α_1-Rezeptor-Mechanismen im CAR- bzw. AIC-Test eine große Rolle spielen, weil die für diese Rezeptoren selektiven Liganden (z. B. Ipsapiron, Ritanserin bzw. Prazosin) sich als kaum wirksam in diesen Tests herausstellten (De Vry, unveröffentlicht). Es wird daher vermutet, daß vor allem die antagonistische Wirkung von cis-Flupentixol an Dopamin-D_2-Rezeptoren zu seiner Wirksamkeit in diesen Modellen beiträgt. Es läßt sich jedoch nicht ausschließen, daß die antagonistischen Eigenschaften von cis-Flupentixol an den Dopamin-D_1-Rezeptoren zu den Verhaltenseffekten im CAR- bzw. AIC-Test beitragen. SCH 23 390, ein relativ selektiver D_1-Rezeptor-Antagonist, zeigt nämlich in beiden Tests ebenfalls eine ausgeprägte Wirkung (De Vry, unveröffentlicht).

Es erscheint unwahrscheinlich, daß an der anxiolytischen (und antidepressiven) Wirkung von cis-Flupentixol – anders als bei der neuroleptischen – ein Dopamin-D_2- (oder D_1-) sowie ein $α_1$-Rezeptor-Antagonismus beteiligt ist. Weder Haloperidol und Sulpirid noch SCH 23 390 und Prazosin (De Vry et al. 1993 und unveröffentlicht) waren im USV- und FST-Test wirksam. Aufgrund der wichtigen Rolle, die dem 5-HT-System bei der Steuerung von Stimmungs- und Angstzuständen zukommt (De Vry et al. 1991), der Tatsache, daß ein 5-HT$_2$-Rezeptor-Antagonist anxiolytische und antidepressive Wirkungen entfalten kann, sowie der Tatsache, daß 5-HT$_{2A}$-Rezeptoren nach subchronischer Gabe einer Reihe von Antidepressiva herabreguliert werden (Müller 1991, Schreiber u. De Vry 1993), ist es vorstellbar, daß die Blockade von 5-HT$_{2A}$-Rezeptoren durch cis-Flupentixol für die Wirkung im USV- und FST-Test verantwortlich ist. Auch Clozapin, das sich ebenfalls im USV-Test als wirksam erwies, besitzt eine ausgeprägte 5-HT$_{2A}$-Rezeptorantagonistische Wirkkomponente (Meltzer 1989, Glaser et al., dieser Band). Obwohl 5-HT$_{1A}$-Rezeptorliganden im USV- und FST-Test hochwirksam sind (De Vry et al. 1991), läßt es die geringe Affinität von cis-Flupentixol zu diesem Rezeptor als unwahrscheinlich erscheinen, daß dieser Mechanismus bei der anxiolytischen Wirkung der Substanz eine Rolle spielt.

Daraus ist zu schließen, daß die Wirkung von cis-Flupentixol in den Tiermodellen in gewissem Maße die klinischen Eigenschaften der Substanz wiederspiegeln. Diese Feststellung sollte zu weiteren Forschungsarbeiten auf dem Gebiet der biochemischen und Verhaltenspharmakologie dieser Substanz anregen und könnte letztendlich zu einem besseren Verständnis ihres Wirkungsmechanismus führen.

Danksagung

Wir danken Herrn K. R. Jentzsch und Frau M. Dalmus, Frau G. Eckel, Frau H. Mausbach und Frau H. Otto für ihre hervorragende technische Unterstützung. Unser Dank gilt Frau G. Eckel für die Erstellung der Abbildungen und Frau H. Best für die Erstellung der Tabellen.

Literatur

Arnt J (1982) Pharmacological specificity of conditioned avoidance inhibition in rats: Inhibition by neuroleptics and correlation to dopamine receptors. Acta Pharmacol Toxicol 51:321–329

Borsini F, Meli A (1988) Is the forced swimming test a suitable model for revealing antidepressant activity? Psychopharmacology 94:147–160

Carlsson A (1987) The dopamine hypothesis of schizophrenia 20 years later. In: Häfner H, Gattaz WF, Janzarik W (Hrsg) Search for the cause of schizophrenia. Springer, S 223–235

Christensen AV, Moller-Nielsen (1974) Influence of flupenthixol and flupenthixoldecanoate on methylphenidate and apomorphine-induced compulsive gnawing in mice. Psychopharmacologia Berl 34:119–126

De Vry J, Glaser T, Schuurman T, Schreiber R, Traber J (1991) 5-HT$_{1A}$ receptors in anxiety. In: Briley M, File SE (eds) New concepts in anxiety. MacMillan Press, London, S 94–129

De Vry J, Schreiber R (1993) Comparison of acute and repeated treatment with the 5-HT$_{1A}$ receptor ligands 8-OH-DPAT and ipsapirone in animal models of anxiety and depression. Drug Dev Res 30:91–103

De Vry J, Benz U, Schreiber R, Traber J (1993). Shock-induced ultrasonic vocalization in young adult rats: a model for testing putative anti-anxiety drugs. Eur J Pharmacol 249:331–339

Fawcett J (1990) Targeting treatment in patients with mixed symptoms of anxiety and depression. J Clin Psychiatry 51 (Suppl 11):40–43

Fog R (1991) Skandinavische Erfahrungen mit niedrigdosiertem Flupentixol(decanoat) bei Angst und Depression. In: Pöldinger W (Hrsg) Niedrigdosierte Neuroleptika bei ängstlich-depressiven Zustandsbildern und psychosomatischen Erkrankungen. Braun, Karlsruhe, S 74–77

Herz A (1960) Drugs and the conditioned avoidance response. In: Pfeiffer CC, Symthies JR (eds) Int Rev of Neurobiology, Vol II. Academic Press, New York, S 229–277

Justin-Besnacon L (1991) Die Benzamide – Entdeckung und Entwicklung in der Psychiatrie. In: Linde OK (Hrsg) Pharmakopsychiatrie im Wandel der Zeit – Erlebnisse und Ergebnisse. Titia, Mensch und Medizin, Klingenmünster, S 349–371

Kuribara, H, Tadokoro S (1981) Correlation between antiavoidance activities of antipsychotic drugs in rats and daily clinical doses. Pharmacol Biochem Behav 14:181–192

Meltzer HY (1989) Clinical studies on the mechanism of action of clozapine: the dopamine-serotonin hypothesis of schizophrenia. Psychopharmacology 99:18–27

Moller-Nielsen I, Pedersen V, Nymark M, Franck KF, Boeck V, Fjalland B, Christensen AV (1973) The comparative pharmacology of flupenthixol and some reference neuroleptics. Acta Pharmacol Toxicol 33:353–362

Müller WE (1991) Wirkungsmechanismus niedrigdosierter Neuroleptika bei Angst und Depression. In: Pöldinger W (Hrsg) Niedrigdosierte Neuroleptika bei ängstlich-depressiven Zustandsbildern und psychosomatischen Erkrankungen, Braun, Karlsruhe, S 24–38

Osterheider M (1991) Flupentixol(decanoat) bei Patienten mit depressivem Syndrom. In: Pöldinger W (Hrsg) Niedrigdosierte Neuroleptika bei ängstlich-depressiven Zustandsbildern und psychosomatischen Erkrankungen. Braun, Karlsruhe, S 97–107

Pöldinger W (1991) Niedrigdosierte Neuroleptika bei ängstlich-depressiven Zustandsbildern und psychosomatischen Erkrankungen. Braun, Karlsruhe

Pollard GT, Howard JL (1990) Effects of drugs on punished behavior: Preclinical test for anxiolytics. Pharmac Ther 45:403–424

Porsolt RD, Anton G, Blavet N, Jalfre M (1978) Behavioural despair in rats: a new model sensitive to antidepressant treatments. Eur J Pharmacol 47:379–391

Protais P, Costentin J, Schwartz JC (1976) Climbing behaviours induced by apomorphine in mice: A simple test for the study of dopamine receptors in striatum. Psychopharmacology 50:1–6

Seeman P (1987) Dopamine receptors and the dopamine hypothesis of schizophrenia. Synapse 1:133–152

Schreiber R, De Vry J (1993) 5-HT$_{1A}$ receptor ligands in animal models of anxiety, impulsivity and depression: multiple mechanisms of action? Prog Neuro Psychopharmacol Biol Psychiat 17:87–104

Schuurman T, Benz U (1990) Verhaltenspharmakologie – ein integrativer Teil der ZNS-Forschung. In: Glaser T, Heinrich K (Hrsg) Psychopharmaka-Forschung aktuell: Ansätze, Methoden, Ergebnisse. Schattauer, Stuttgart, S 177–191

Seiden LS, Dykstra LA (1977) Psychopharmacology: a behavioral and biochemical approach. Van Nostrand Reinhold, New York, S 283–337

Effizienz von Flupentixol bei schizophrenen Erkrankungen

A. Gartenmaier, F. Gaese und M. Soyka

Einleitung

Aufgrund seiner Eigenschaften kommt Flupentixol in der Akut- und Langzeittherapie schizophrener Erkrankungen seit über 30 Jahren zum Einsatz. Ziel des vorliegenden Artikels ist die Darstellung der Ergebnisse klinischer Studien zur Verträglichkeit, dem Wirkspektrum und der Erhaltungsdosis. Schlußfolgernd soll die Effizienz von Flupentixol beurteilt werden.

Seit der Einführung der Neuroleptika und den Erfolgen in der Behandlung produktiv-psychotischer Zustände hat sich das psychopathologische Interesse und therapeutische Bemühen verstärkt auch der Negativsymptomatik schizophrener Patienten zugewandt. Die pharmakologische Beeinflussung der schizophrenen Produktivsymptomatik ist in der Regel gut möglich. Wie im folgenden dargestellt, entfaltet Flupentixol eine starke Wirkung auf diesen Symptomenkomplex. Die medikamentöse Behandlung der Negativsymptomatik gilt dagegen als wesentlich schwieriger (Möller 1993). Keefe et al. (1987) beschreiben, daß Negativsymptome häufig zu längeren Hospitalisierungen führen als Produktivsymptome. Eine hohe Prävalenz von Negativsymptomen, insbesondere einige Jahre nach der Ersterkrankung, korreliert mit einem schlechten prämorbiden Funktionsniveau, einem schleichenden Beginn, einer nur partiellen oder fehlenden Remission in den ersten Krankheitsjahren sowie in den meisten Fällen mit einem progressiven Verlauf, der zu einer permanenten Behinderung führt. Ein besonders signifikanter Prädiktor für den weiteren Verlauf sind die Symptome „Affektverflachung" und „Anhedonie". Patienten mit einem besonders schlechten Verlauf zeigen häufig eine Zunahme der Negativsymptomatik während der ersten Krankheitsjahre. Produktivsymptome sind zwar ein Prädiktor für weitere Hospitalisierungen, korrelieren jedoch weit weniger mit dem Krankheitsverlauf und mit langfristigen Beeinträchtigungen (Fenton u. McGlashan 1991).

Zunächst werden, um eine gewisse Übersichtlichkeit zu gewährleisten, relevante klinische Studien zur Wirkung des Flupentixol kurz dargestellt (s. auch Tabelle 1). In den folgenden Abschnitten werden die Aussagen zur Wirksamkeit auf verschiedene Symptomenkomplexe sowie die Ergebnisse zur Verträglichkeit zusammengefaßt. Aufgrund der hohen klinischen Relevanz soll auf die Schwierigkeiten bei der Erfassung der Negativsymptome sowie auf Prävalenz und Genese depressiver Syndrome in diesem Beitrag nochmals gesondert eingegangen werden (vgl. hierzu auch das Kapitel von B. Bandelow).

Tabelle 1. Übersicht über Studien zu Flupentixol

Autoren	Design	Medikation	Dosierung	Dauer	Probanden	Meßinstrumente	Kommentar
Gross und Kaltenbäck 1965	Anwendungs-beobachtung	Flupentixol	Unklar	> 2 Jahre	533	Keine	Wegen Design nur Hinweise auf Wirkung möglich
Mayer-Walcher 1974	Anwendungs-beobachtung	Flupentixol-decanoat	Unklar	10–300 Tage	34	Keine	Wegen Design nur Hinweise auf Wirkung möglich
Vichaiya 1980	Offen, unkontrolliert	Flupentixol-decanoat	40 mg/ 2 Wochen	90 Tage	30 chronisch	BPRS	Keine Behandlung vor Studienbeginn
Haider 1985	Offen, unkontrolliert	Flupentixol-decanoat	ca. 40 mg/ 2 Wochen	12 Wochen	15 chronisch	Hamilton BPRS, CGI NW-Checkliste	Vorbehandlung unterschiedlich, Veränderungen somit schwer interpretierbar
Pach et al. 1998	Offen, unkontrolliert	Flupentixol-decanoat	10, 20, 5–40 mg/ 2 Wochen	12 Monate	62 chronisch	BPRS, SANS, CGI, GAS, AIMS, Strauss-Carpenter	Vorbehandlung unklar, hohe Drop-out-Rate, Dosisgruppen gemeinsam ausgewertet
Johnson und Malik 1975	Doppelblind, Vergleich	Flupentixol-decanoat Fluphenazin-decanoat	20–40 mg/ 4 Wochen 25–50 mg/ 4 Wochen	56 Tage	40 akut	BPRS, NW-Checkliste, Affektskala, Globaleindruck	Nicht äquipotente Dosis, Chlorpromazin-Beimedikation signifikant unterschiedlich
Floru et al. 1975	Einfachblind, Vergleich	Flupentixol-decanoat Fluphenazin-decanoat	Mittel 36,9 mg/ 2 Wochen Mittel 32,8 mg/ 2 Wochen	15 Wochen	48 akut	AMP, Hamilton, von Zeersen	Nicht äquipotente Dosis

Tabelle 1. (Fortsetzung)

Autoren	Design	Medikation	Dosierung	Dauer	Probanden	Meßinstrumente	Kommentar
Haslam et al. 1975	Doppelblind, Cross-over	Flupentixol-decanoat Fluphenazin-decanoat	20 bzw. 40 mg/ 4 Wochen 25 bzw. 50 mg/ 4 Wochen	insg. 4 Monate	24 chronisch	Skala nach Hamilton, Skala nach Simpson, Beurteilung des Pflegepersonals	Nicht äquipotente Dosis, unstandardisierte Meßinstrumente, lange Dosisintervalle
Hamilton et al. 1979	Doppelblind, Vergleich	Flupentixol-decanoat Fluphenazin-decanoat	20–200 mg/ 1–4 Wochen 12,5–125 mg/ 1–4 Wochen	4 Monate 8 Monate	51 chronisch 31 chronisch	Unstandardisierte Skalen für Affekt, Beschäftigungstherapie Wing Ward Behaviour Scale	Signifikante Unterschiede zwischen verschiedenen Studienzentren
Pinto et al. 1979	Doppelblind, Vergleich	Flupentixol-decanoat Fluphenazin-decanoat	Mittel 36,6 mg/ 3 Wochen Mittel 25 mg/ 3 Wochen	18 Monate	64 chronisch	BPRS, EPSE	Beimedikation mit Neuroleptika und Dothiepin
Knights et al. 1979	Doppelblind, Vergleich	Flupentixol-decanoat Fluphenazin-decanoat	40 mg/ 3 Wochen 25 mg/ 3 Wochen	6 Monate	57 chronisch	PSE NW-Skala	—
Chowdhury und Chacon 1980	Doppelblind, Cross-over	Flupentixol-decanoat Fluphenazin-decanoat	40 mg/ 2 Wochen 25 mg/ 2 Wochen	je 12 Wochen	26 chronisch	BPRS, EPSE, PSE, Arbeitsleistung	—
Wistedt und Ranta 1983	Doppelblind, Vergleich	Flupentixol-decanoat Fluphenazin-decanoat	Mittel 31 mg/ 3 Wochen Mittel 27 mg/ 3 Wochen	2 Jahre	32 chronisch	CPRS CGI Simpson-Skala, AIMS	—

Tabelle 1. (Fortsetzung)

Autoren	Design	Medikation	Dosierung	Dauer	Probanden	Meßinstrumente	Kommentar
Parent und Toussaint 1983	Offen, Vergleich	Flupentixol Haloperidol	Mittel 111,3 mg/Tag Mittel 21,1 mg/Tag	28 Tage	21 akut	BPRS, globale Einschätzung, NW-Skala	Ungleiche Gruppenzusammensetzung, nicht äquipotente Dosis, ungleiche Beimedikation
Eberhard und Hellborn 1986	Doppelblind, Cross-over	Flupentixol-decanoat Haloperidol-decanoat	Mittel 56–66 mg flexibel, dann/ 4 Wochen Mittel 131–151 mg flexibel, dann/ 4 Wochen	je 24 Wochen	32 chronisch	CPRS, globale Einschätzung, NW-Checkliste	Nicht äquipotente Dosis, für Flupentixol zu langes Dosisintervall
Ehmann et al. 1987	Doppelblind, Cross-over	Flupentixol Haloperidol	Mittel 33 mg/Tag Mittel 27 mg/Tag	11–14 Wochen	9 chronisch	BPRS, RSMS, Hamilton, NOSIE Simpson, Mindham	–
Kissling et al. 1990	Doppelblind, Vergleich	Flupentixol-decanoat Haloperidol-decanoat	Mittel 130 mg/ 4 Wochen Mittel 130 mg/ 4 Wochen	6 Monate	72 chronisch	BPRS, IMPS, DOTES, PD-S, Bf-S, STESS	Nicht äquipotente Dosis, für Flupentixol zu langes Dosisintervall
Gerlach et al. 1975	Doppelblind, Vergleich	Flupentixol-decanoat Penfluridol	20–150 mg/ 2 Wochen 20–150 mg/ Woche	12 Wochen	60 chronisch	BPRS, NOSIE, NW-Skala	–

Tabelle 1. (Fortsetzung)

Autoren	Design	Medikation	Dosierung	Dauer	Probanden	Meßinstrumente	Kommentar
Eufe und Wegener 1979	Doppelblind, Vergleich	Flupentixoldecanoat Perphenazinönanthat	20 mg/ 2 Wochen 100 mg/ 2 Wochen	12 Wochen	32 chronisch	BPRS, NOSIE, globale Einschätzung, somat. Teil des AMP	Patienten mit Zusatzdiagnosen, nicht äquipotente Dosis, breite Beimedikation
Scottish Schizophrenia Research Group 1987	Doppelblind, Vergleich	Flupentixol Pimozid	Mittel 20 mg/Tag Mittel 18,8 mg/Tag	bis 5 Wochen	46 Ersterkrankte	Wing-, Krawiecka-, Simpson-Skala	Kurze Behandlungsdauer
Martyns-Yellowe 1993	Doppelblind, Vergleich	Flupentixoldecanoat Clopenthixoldecanoat	40 mg/ 2–4 Wochen 200 mg/ 2–4 Wochen	20 Wochen	36 chronisch	BPRS, NW-Checkliste, globale Einschätzung	Nicht äquipotente Dosis
Huang et al. 1995	Doppelblind, Vergleich	Flupentixol Chlorpromazin	5–30 mg/Tag 100–600 mg/Tag	16 Wochen	54 chronisch	BPRS, SANS, NW-Skala	—

Klinische Studien

Methodik und Design der wichtigsten Studien werden im folgenden dargestellt. Auf die Ergebnisse zu den speziellen Symptomenkomplexen wird in den folgenden Abschnitten eingegangen.

Anwendungsbeobachtungen

Von zahlreichen Therapiestudien mit Flupentixol, die insbesondere in den 60er und 70er Jahren durchgeführt wurden, sollen zwei exemplarisch dargestellt werden.

Gross und Kaltenbäck (1965) führten an 612 Patienten, von denen 533 an Psychosen aus dem schizophrenen Formenkreis litten, eine zweijährige Anwendungsbeobachtung durch. Ein systematischer Einsatz von Untersuchungsinstrumente fand dabei nicht statt.

Mayer-Walcher (1974) beschreibt 65 Patienten, darunter 34 Schizophrene, unter Behandlung mit Flupentixoldecanoat über 10 bis 300 Tage. Die Dosierung erfolgte nach klinischer Notwendigkeit, die Dosierungsintervalle waren flexibel zwischen 2 Tagen und 3 Wochen. Die Beurteilung erfolgte nach dem klinischen Gesamteindruck.

Offene Studien

Haider (1985) untersuchte in einem offenen Design über 12 Wochen 15 chronisch Schizophrene, die mindestens 6 Monate vorbehandelt waren. Es wurde in der Regel eine Dosierung von 40 mg Flupentixoldecanoat alle 14 Tage verabreicht, die Dosierung konnte aber entsprechend den individuellen Notwendigkeiten verändert werden. Die Beurteilung erfolgte nach der Hamilton-Skala, BPRS (*Brief Psychiatric Rating Scale*), CGI (*Clinical Global Impression*) und einer Nebenwirkungs-Checkliste. Da die Patienten mit unterschiedlichen Medikamenten in unterschiedlicher Dosierung vorbehandelt waren, sind Aussagen über Veränderungen während des Beobachtungszeitraums nur eingeschränkt interpretierbar.

Vichaiya (1980) untersuchte in einer offenen Studie über 90 Tage 30 chronisch schizophrene Patientinnen, die seit wenigstens 5 Jahren (im Mittel 20 Jahre) hospitalisiert waren und ein chronisches Rückzugsverhalten zeigten. Die Hälfte der Patientinnen war, mit Ausnahme kurzer Intervalle, seit Jahren medikamentenfrei, die andere Hälfte nahm unterschiedliche Medikamente ein, diese wurden jedoch wenigstens 2 Wochen vor Untersuchungsbeginn abgesetzt. Nach anfänglicher Gabe von 20 mg Flupentixoldecanoat wurde die Dosis auf 40 mg alle 2 Wochen erhöht. Als Begleitmedikation waren Antiparkinsonmittel und Nitrazepam erlaubt. Die Beurteilung erfolgte mittels BPRS. Somatische Symptome wurden unsystematisch erfaßt.

Pach et al. (1998) behandelten 62 chronisch schizophrene Patienten nach einer psychotischen Exazerbation über 12 Monate mit drei verschiedenen Dosierungen (10, 20, 5–40 mg) Flupentixoldecanoat zweiwöchentlich in einer offenen Multicenterstudie. 15 Patienten erlitten ein Rezidiv, von den verbleibenden 47 gingen 34 in die Auswertung ein. Als Meßinstrumente wurden BPRS, SANS (*Scale for the Assessment of Negative Symptoms*), CGI, GAS (*Global Assessment Score*), Strauss-Carpenter-Scale und AIMS (*Abnormal Involuntary Movement Scale*) verwendet. Die Patienten waren im Durchschnitt seit 7 Jahren krank, bisher 2- bis 4mal hospitalisiert und vor Studienbeginn in einer 90tägigen Behandlung stabilisiert. Die unterschiedlichen Dosisgruppen wurden nicht getrennt ausgewertet.

Vergleichsstudien mit Fluphenazin

Johnson und Malik (1975) führten eine doppelblinde Vergleichsuntersuchung von Flupentixoldecanoat und Fluphenazindecanoat an 40 akut kranken Schizophrenen über 56 Tage durch. Als Meßinstrumente wurden BPRS sowie eine 4-Punkte-Affektskala verwendet; zudem wurde der globale klinische Eindruck auf einer 5-Punkte-Skala erfaßt und Nebenwirkungen auf einer eigenen Checkliste kodiert. Nach einmaliger Gabe einer Testdosis erhielten die Probanden 20 mg Flupentixoldecanoat bzw. 25 mg Fluphenazindecanoat. Nach 4 Wochen wurde die Injektion – bei klinischer Notwendigkeit auch in doppelter Dosierung – wiederholt. Die Patienten wurden daraufhin nochmals 3 Wochen weiter beobachtet. Die Autoren räumen selbst ein, daß es sich hierbei nicht um äquipotente Dosierungen handelt. Der Bedarf an Komedikation mit Chlorpromazin war daher in der Flupentixol-Gruppe signifikant höher.

Floru et al. (1975) führten eine einfachblinde Untersuchung an 48 akut schizophren Erkrankten über 15 Wochen durch. Die Dosierung betrug 12,5–75 mg (im Mittel 32,8 mg) Fluphenazindecanoat bzw. 20–80 mg (im Mittel 36,9 mg) Flupentixoldecanoat in 14tägigen Abständen. Eine sedierende Komedikation erfolgte mit Meclizin. Als Meßinstrument wurde das AMP, die Hamilton-Skala sowie die Befindlichkeitsskala von von Zerssen verwendet.

Hamilton et al. (1979) nahmen über 4 Monate eine doppelblinde Vergleichsstudie an 51 chronisch schizophrenen Patienten vor. 31 der Patienten wurden in der Folge weitere 4 Monate behandelt. Die Dosierung erfolgte nach klinischen Erfordernissen. Sofern die Patienten bereits mit den Studienmedikamenten vorbehandelt waren, wurde die Dosierung zunächst weitergeführt, die übrigen Patienten erhielten zu Beginn 12,5 mg Fluphenazindecanoat bzw. 20 mg Flupentixoldecanoat. Bevor die Patienten in die Untersuchung eingeschlossen wurden, wurde die vorhergehende Medikation abgesetzt. Der Einschluß erfolgte, sobald sich eine Verschlechterung des psychischen Status zeigte. Auf diese Weise sollte sichergestellt werden, daß es sich bei den eingeschlossenen Patienten um Neuroleptika-Responder handelte. Die psychopathologische Symptomatik wurde mit einem selbst entwickelten Meßinstrument erfaßt, ferner wurden Skalen für das Verhalten der Patienten auf Station (*Wing Ward Behaviour Scale*) und in der Beschäftigungstherapie verwendet. Nebenwirkungen wurden nur erfaßt, sofern sie behandlungsbedürftig waren.

Pinto et al. (1979) untersuchten 64 stabilisierte, chronisch Schizophrene über 18 Monate doppelblind mit durchschnittlich 25 mg Fluphenazindecanoat bzw. 36,6 mg Flupentixoldecanoat alle 3 Wochen. Dosisanpassungen waren möglich, jedoch nur in Einzelfällen notwendig. Eine neuroleptische Beimedikation fand in 3 Fällen mit Chlorpromazin bzw. Trifluoperazin statt. Orphenadrin wurde als Antiparkinsonmittel gegeben. Ferner erfolgte bei Bedarf eine Komedikation mit Benzodiazepinen und Dothiepin. Das Rating erfolgte mittels BPRS und EPSE (*Extrapyramidal Side Effects Scale*).

Wistedt und Ranta (1983) führten an 32 chronisch Schizophrenen nach einem akuten Rückfall über 2 Jahre eine doppelblinde Vergleichsuntersuchung mit durchschnittlich 31 mg Flupentixoldecanoat bzw. 27 mg Fluphenazindecanoat alle 3 Wochen durch. Die Dosierung konnte angepaßt werden. Ein Zusatzmedikation fand mit Chlorpromazin, anticholinergen Substanzen und Chloralhydrat statt. Als Meßinstrumente wurden CPRS (*Comprehensive Psychopathological Rating Scale*), CGI sowie für Nebenwirkungen die Simpson-Skala und die AIMS benützt.

Knights et al. (1979) führten an 57 stabilisierten, schizophrenen Patienten eine doppelblinde Vergleichsuntersuchung mit 40 mg Flupentixoldecanoat vs. 25 mg Fluphenazindecanoat in dreiwöchigen Dosierungsintervallen durch. Der Beobachtungszeitraum betrug 6 Monate. Als Beurteilungsinstrumente wurden die PSE (*Present State Examination*) sowie eine davon abgeleitete Depressionsskala und eine Rating-Skala für extrapyramidale Nebenwirkungen verwendet. Eine neuroleptische Komedikation fand nicht statt.

Chowdhury und Chacon (1980) untersuchten in einer doppelblinden Cross-over-Studie an 26 chronisch Schizophrenen über je 12 Wochen die Wirksamkeit von 25 mg Fluphenazindecanoat gegenüber 40 mg Flupentixoldecanoat. Die Dosierungsintervalle waren in der Regel zweiwöchentlich, in einem Fall wöchentlich, in einem alle 4 Wochen. Als Meßinstrumente wurden BPRS, EPSE, Teile der PSE sowie die Arbeitsleistung in standardisierter Form erhoben.

Mit dem gleichen Studiendesign untersuchten auch Haslam et al. (1975) 24 chronisch schizophrene Patienten über 4 Monate. Die Patienten erhielten nach einer Eingangsphase jeweils einmal in vierwöchigem Abstand randomisiert 25 bzw. 50 mg Fluphenazindecanoat oder 20 bzw. 40 mg Flupentixoldecanoat. Die Beurteilung erfolgte mittels einer für die Depression erweiterten Rating-Skala für chronisch Schizophrene nach Hamilton, einer Verhaltensbeurteilungsskala des Pflegepersonals und einer modifizierten Nebenwirkungsskala nach Simpson.

Vergleichsstudien mit Haloperidol

Ehmann et al. (1987) untersuchten an 9 chronisch schizophrenen Patienten in einem doppelblinden Cross-over-Design die orale Wirkung von Flupentixol gegen Haloperidol über jeweils 11 bis 14 Wochen. Die Dosierung erfolgte nach klinischer Notwendigkeit und betrug im Durchschnitt pro Tag 27 mg Haloperidol (8–84 mg) bzw. 33 mg Flupentixol (10–84 mg). Eine sedierende Beimedikation mit Amylobarbiton sowie eine Antiparkinsonmedikation war zugelassen. Als Meßinstrumente wurden BPRS, die *Rating Scale of the Mental State* und die Hamilton-Skala eingesetzt. Nebenwirkungen wurden mit der Simpson-Angus-Skala sowie der Nebenwirkungsskala nach Mindham erfaßt. Ferner wurde Teile der Skala zur Beurteilung stationärer Patienten durch das Pflegepersonal (*Nurses' Observation Scale For Inpatient Evaluation*, NOSIE) verwendet.

Eberhard und Hellborn (1986) untersuchten in einem doppelblinden Cross-over-Design 32 schizophrene Patienten über jeweils 24 Wochen unter Behandlung mit Haloperidoldecanoat und Flupentixoldecanoat. Die Dosierungsintervalle waren in den ersten 12 Wochen jeweils flexibel, in der Folge dann auf vierwöchige Abstände festgelegt. Nach 24 Wochen folgte ein Wechsel der Medikation. Die Dosierung wurde den klinischen Erfordernissen angepaßt und betrug im Mittel 131–151 mg Haloperidoldecanoat bzw. 56–66 mg Flupentixoldecanoat. Eine Beimedikation fand mit anticholinergen Substanzen, Benzodiazepinen, Promethazin und Chloralhydrat statt. Die Beurteilung erfolgte mittels CPRS, einer globalen Einschätzung durch Patient und Psychiater sowie einer Nebenwirkungs-Checkliste. Die Autoren räumen ein, daß eine Vergleichbarkeit der Ergebnisse aufgrund des für Flupentixoldecanoat zu langen Dosierungsintervalls nur eingeschränkt möglich ist.

Kissling et al. (1990) führten an 72 schizophrenen Patienten nach Remission der Akutsymptomatik eine doppelblinde Vergleichsuntersuchung durch. In vierwöchigen Abständen wurden im Mittel 130 mg Flupentixoldecanoat bzw. Haloperidoldecanoat verabreicht. Die Dosierung konnte während des sechsmonatigen Untersuchungszeitraums verändert werden. Als Beimedikation war der kurzzeitige Einsatz von Levomepromazin und Perazin erlaubt, extrapyramidal-motorische Nebenwirkungen wurden mit Biperidin behandelt, nicht beherrschbare Depressionen mit trizyklischen Antidepressiva. Als Meßinstrumente wurden BPRS, IMPS, DOTES, PD-S, Bf-S und STESS eingesetzt. Die Autoren weisen selbst darauf hin, daß die Dosierung in der Flupentixol-Gruppe zu Beginn vermutlich zu hoch gewählt war, wodurch die in dieser Gruppe anfangs erhöhten Nebenwirkungs- und Depressionsscores bedingt sein könnten.

Parent und Toussaint (1983) führten über 28 Tage an 40 akut psychotischen Patienten eine offene Vergleichsuntersuchung zwischen oralem Flupentixol und oralem Haloperidol durch. Nur 21 Patienten litten an Schizophrenien, diese wurden gesondert ausgewertet. Ungleichgewichte in der Gruppenzusammensetzung bestanden dahingehend, daß es sich in der Haloperidol-Gruppe bei 6 der 10 Patienten um Ersterkrankungen handelte, sich unter den 11 Patienten der Flupentixol-Gruppe jedoch nur eine Ersterkrankung befand. Die Dosierung erfolgte nach klinischer Notwendigkeit und betrug im Mittel 111,3 mg (32–192 mg) Flupentixol bzw. 21,1 mg (8–50 mg) Haloperidol. Eine Komedikation fand mit Benzodiazepinen und Antiparkinsonmitteln statt, in beiden Gruppen wurde bei einem Patienten ein weiteres Neuroleptikum angewendet, in der Haloperidol-Gruppe erhielten 3 Patienten zusätzlich Barbiturate. Die Beurteilung erfolgte durch BPRS, globaler klinischer Einschätzung durch Psychiater und Pflegepersonal sowie einer Nebenwirkungsskala. Aufgrund der ungleichen Gruppenzusammensetzung, der sicherlich nicht äquipotenten Dosierung und der ungleichen Beimedikation erscheinen die später dargestellten Ergebnisse nur mit größter Vorsicht interpretierbar.

Vergleichsstudien mit anderen Neuroleptika

Eufe und Wegener (1979) führten an 32 chronisch Schizophrenen über einen Zeitraum von 12 Wochen eine Doppelblindstudie mit 20 mg Flupentixoldecanoat gegenüber 100 mg Perphenazin-Önanthat in zweiwöchigen Abständen durch. Die Beurteilung erfolgte mittels BPRS, einer globalen Einschätzung des Behandlungserfolges auf einer 5-Punkte-Skala und einer globalen Einschätzung der Verträglichkeit auf einer 4-Punkte-Skala. Nebenwirkungen wurden mit dem somatischen Befundbogen des AMP-Systems erfaßt, ferner wurde eine Beurteilungsskala des Pflegepersonals (NOSIE) eingesetzt. Die Interpretation der Ergebnisse erscheint jedoch nur eingeschränkt möglich, da zum einen bei 9 der Patienten die Zusatzdiagnose „Schwachsinn" gestellt wurde, zum anderen Begleitmedikationen mit Haloperidol, Thioridazin, Clozapin, Promethazin und Clopenthixol verabreicht wurden. Zudem wurde keine äquipotente Dosierung der Prüfsubstanzen gewählt.

Martyns-Yellowe (1993) untersuchte in einer doppelblinden Vergleichsstudie an 36 chronisch schizophrenen, obdachlosen, seit mindestens 3 Jahren unmedizierten Patienten über 20 Wochen die Wirkung von 40 mg Flupentixoldecanoat gegenüber 200 mg Clopenthixoldecanoat. Vier Injektionen erfolgten zweiwöchentlich, 2 weitere im Abstand von 3 Wochen und zuletzt 2 im Abstand von 1 Monat. Die Beurteilung erfolgte mittels BPRS, einer Nebenwirkungs-Checkliste und einer unstandardisierten, globalen Einschätzung.

Huang et al. (1995) berichten über eine doppelblinde Vergleichsstudie zwischen oralem Flupentixol und Chlorpromazin an 54 hospitalisierten, chronisch Schizophrenen mit vorwiegend Negativsymptomatik (SANS bei mindestens 30 Punkten). Der Untersuchungszeitraum betrug 16 Wochen. Die Dosierung des Flupentixol lag zwischen 5 und 30 mg, die des Chlorpromazin zwischen 100 und 600 mg. Die Dosis wurde nach Bedarf angepaßt. Als Untersuchungsinstrumente kamen BPRS, SANS und eine Beurteilungsskala für Nebenwirkungen zum Einsatz.

Gerlach et al. (1975) untersuchten 60 schizophrene Patienten über 12 Wochen, doppelblind, vierarmig mit 50%igem *Cross-over* und Randomisierung nach 4 Wochen. Die Patienten erhielten 20–150 mg Penfluridol/Woche bzw. 20–150 mg Flupentixoldecanoat/2 Wochen. Evaluiert wurde mit BPRS, NOSIE und *Side Effect Scale*. Insgesamt ergaben sich klinisch keine signifikanten Unterschiede bezüglich erwünschter und unerwünschter Wirkung der Medikation.

Die *Scottish Schizophrenia Research Group* (1987) führte folgende Untersuchung durch: In einer randomisierten, doppelblinden Studie wurden 46 ersterkrankte schizophrene Patienten über 5 Wochen mit Pimozid (beginnend mit 10 mg mit Dosisanpassung bis 40 mg) oder Flupentixol (beginnend mit 10 mg mit Dosisanpassung bis 50 mg) behandelt. Plasmaspiegel wurden kontrolliert. Psychopathologische Veränderungen wurden mittels Krawiecka- und Wing-Skala erfaßt. Extrapyramidal-motorische Nebenwirkungen wurden ebenfalls operationalisiert erfaßt.

Hillert et al. (1994) zeigten anläßlich einer randomisierten, doppelblinden Multicenterstudie von Amisulprid vs. Flupentixol im Parallelgruppendesign an 132 produktiv-psychotischen Patienten über 6 Wochen eine vergleichbare antipsychotische Wirksamkeit in einer angepaßten Dosierung von Amisulprid (beginnend mit 1000 mg/Tag, reduzierbar auf 600 mg/Tag) und Flupentixol (beginnend mit 25 mg/Tag, reduzierbar auf 15 mg/Tag). Als Meßinstrumente dienten SAPS, SANS, BPRS, Simpson-Angus-Skala, AIMS und die Barnes-Akathisieskala.

Antipsychotische Wirksamkeit von Flupentixol

Das klinische Wirkprofil von Flupentixol variiert mit der Dosierung. In niedriger Dosierung zeigt Flupentixol keine sedierende Wirkung, während in einem höheren Dosisbereich der sedierende Effekt zunimmt, allerdings nicht im Vordergrund steht. Mit steigender Dosierung nimmt vor allem der antipsychotische Effekt zu, wobei im wesentlichen Halluzinationen, Wahnideen, Denkstörungen und schizophrene Ich-Störungen die Zielsymptomatik von Flupentixol darstellen.

Das Design früher Studien mit Flupentixol ist z.T. wenig standardisiert, beinhaltet dafür aber eher größere Kollektive als die späteren Studien. Einige Studien, deren Ergebnis aufgrund des Designs eine zu unsichere Aussage darstellt, wurden nicht berücksichtigt. Gross und Kaltenbäck (1965) sahen bei „frischen hebephrenen Psychosen" (33 Patienten) eine Besserungsquote von 90,9%. Bezüglich der Behandlungsergebnisse nach Zielsymptomen sehen sie eine besonders günstige Beeinflussung von Halluzinationen, Wahnstimmung und formalen Denkstörungen (Denkzerfahrenheit). Weniger ausgeprägt war die Wirkung auf „Spannungszustände".

Auch Noreik und Rimestad (1965) beschrieben eine gute Wirksamkeit von Flupentixoldecanoat auf Halluzinationen, Paranoia und insbesondere Denkstörungen.

Carney und Sheffield (1973) behandelten 134 ambulante Patienten über 28 Monate mit Flupentixol bzw. Fluphenazin nach einer „initialen Stabilisierung". Sie fanden bei einer zwar tendenziell erhöhten Rückfallquote von aggressiven paranoiden Schizophrenen unter Flupentixol eine insgesamt gute antipsychotische Wirksamkeit und Eignung zur Stabilisierung von ambulant führbaren schizophrenen Patienten.

Mayer-Walcher (1974) beschreibt eine „gute Wirksamkeit gegenüber schweren psychotischen Zuständen, wie z.B. katatonen und paranoid-halluzinatorischen Krankheitsbildern" bei höherer Dosierung, d.h. bei bis zu 80 mg pro Woche.

Pöldinger et al. (1967) fanden beim Vergleich der Thioxanthenderivate Flupentixol (1,5 bis 6 mg/Tag) mit Chlorprothixen und Clopenthixol an 97 schizophrenen und 8 depressiven Patienten schwächere Effekte von Flupentixol auf psychomotorische Unruhe und Erregungszustände und eine bessere Beeinflussung einer paranoid-halluzinatorischen Symptomatik. Genannt wird ferner eine gute anxiolytische Wirksamkeit. Aufgrund seiner in dieser vergleichsweise geringen Dosierung geringeren motorisch einschränkenden und initial sedierenden Effekte halten sie Flupentixol vor allem für die Langzeitbehandlung von chronisch paranoid-halluzinatorisch Schizophrenen geeignet.

Johnson und Malik (1975) fanden in ihrer Vergleichsstudie an 40 akut kranken schizophrenen Patienten mit 40 mg Flupentixoldecanoat vs. 25 mg Fluphenazindecanoat eine vergleichbar gute antipsychotische Wirksamkeit.

Sie sehen einen stimmungsstabilisierenden Effekt von Flupentixol bei akut exazerbierten Psychosen.

Zu einem ähnlichen Ergebnis kamen Pinto et al.(1979) bei chronisch Schizophrenen mit einer Behandlung von im Durchschnitt 36,6 mg Flupentixoldecanoat vs. 25 mg Fluphenazindecanoat. Auffallend war ein geringerer Bedarf an Komedikation mit Psychopharmaka unter der Behandlung mit Flupentixoldecanoat.

Ehmann et al. (1987) kamen wie Carney und Scheffield (1973) zu einem kritischen Ergebnis hinsichtlich der Effizienz von Flupentixol (in einer Dosierung von 8–84 mg/Tag, durchschnittliche 27 mg/Tag) vs. Haloperidol (Dosierung 10–84 mg/Tag, durchschnittlich 33 mg/Tag) an 9 chronisch schizophrenen stationären Patienten im Cross-over-Design. Sie fanden im Gesamt-BPRS-Score eine tendenziell, jedoch nicht signifikant höhere psychopathologische Besserung unter Haloperidol. In der BPRS-„agitation-exitement"-Skala fand sich eine signifikante Besserung unter Haloperidol. Sie folgern daraus eine überschätzte antipsychotische Wirksamkeit von Flupentixol, was trotz Cross-over-Design bei einer Zahl von 9 Patienten und einer vergleichsweise höheren Äquivalenzdosis von Haloperidol nur mit Zurückhaltung interpretierbar erscheint.

Parent und Toussaint (1983) verglichen in ihrer offenen Vergleichsuntersuchung an 40 akut psychotischen Patienten die Wirksamkeit von Flupentixol in hoher Dosierung (32–192 mg/Tag, im Durchschnitt 111,3 mg/Tag) mit Haloperidol in konventioneller Dosierung (8–50 mg/Tag, im Durchschnitt 21,1 mg/Tag). Bei den schizophrenen Patienten fanden sie einen Trend zu einer schnelleren Besserung unter Flupentixol. Für Flupentixol zeigte sich nach 14 und 28 Tagen eine signifikante Reduktion im BPRS-Score, für Haloperidol erst nach 28 Tagen. Ferner sahen sie einen deutlich stärkeren stimmungsstabilisierenden und anxiolytischen Effekt von Flupentixol bei den akut psychotischen Patienten. Sie ziehen den Schluß, daß vergleichsweise höhere Dosierungen von Flupentixol einen schnelleren antipsychotischen Effekt erzielen als konventionelle Dosierungen von Haloperidol, was aufgrund des offenen Studiendesigns sicher angreifbar ist.

Hillert et al. (1994) fanden bei akut psychotischen Patienten im Vergleich von Amisulprid, einem selektiven D_2-Rezeptorantagonisten (mit 1000 mg/Tag hochdosiert), zu Flupentixol (25 mg/Tag) über einen Zeitraum von 6 Wochen im Rahmen einer randomisierten doppelblinden Multicenterstudie eine bessere Wirksamkeit von Amisulprid auf Positivsymptome. Es fand sich eine signifikant stärkere Reduktion im SAPS unter Amisulprid. Die Verträglichkeit zeigte einen deutlichen Vorteil zugunsten von Amisulprid. Unerwünschte Wirkungen führten bei 17,7% der mit Flupentixol behandelten Patienten und bei 5,7% der mit Amisulprid behandelten Patienten zum Studienabbruch.

In der *Scottisch First Episode Schizophrenia Study* (1987) finden die Autoren keinen signifikanten Unterschied in der Wirksamkeit zwischen Pimozid (durchschnittliche Tagesdosis am Ende 18,8 mg) und Flupentixol (20 mg) bei insgesamt signifikanter Wirksamkeit auf Positivsymptome, wie inadäquater Affekt, Denkzerfahrenheit, Halluzinationen und Wahnwahrnehmung.

Negativsymptomatik

Bezüglich der Differentialdiagnose von Negativsymptomatik, deren Beeinflussung durch atypische Neuroleptika und Hypothesen zur Genese depressiver Syndrome bei Schizophrenen sei auch auf das Kapitel von B. Bandelow in diesem Buch verwiesen.

Die Erfassung der Negativsymptomatik
Schwierigkeiten bei der Erfassung und Differentialdiagnose

Soll die Wirkung von Psychopharmaka auf die Negativsymptomatik untersucht werden, dann treten schon dadurch Probleme auf, daß Negativsymptome keineswegs einheitlich definiert sind. Crow (1985) benützt für seine Definition lediglich die Symptome Spracharmut und Affektverflachung. Er kommt zu dem Schluß, daß Negativsymptome neuroleptisch nicht zu beeinflussen sind. Melzer und Zureick (1989) benützen dagegen eine wesentlich breitere Definition. Sie sehen als Negativsyndrom *kognitive Beeinträchtigungen*, bestehend aus Inkohärenz, Verarmung der Denkinhalte, Verlust von Assoziationen und inadäquatem Affekt, *Anhedonie/Anergie*, bestehend aus Verlust von generellem und sexuellem Interesse, depressiver Erscheinung und Müdigkeit sowie *Retardierung/Affektverflachung*, bestehend aus verlangsamter Sprache, verlangsamten Körperbewegungen und abgestumpftem Affekt. Sie kommen zu dem Schluß, daß Negativsymptome auf neuroleptische Behandlung respondieren. Beachtenswert erscheint ferner die Einteilung von Carpenter et al. (1985) in „primäre" und „sekundäre" Negativsymptome. Während sich primäre Negativsymptome direkt aus der Pathophysiologie der Schizophrenie ableiten sollen, werden sekundäre Negativsymptome als Folgen anderer Ursachen verstanden, z. B. Produktivsymptomatik, Depression, Unterstimulation und Nebenwirkungen der Medikation. So kann beispielsweise sozialer Rückzug einerseits Ausdruck der Anhedonie und Anergie des Patienten sein, andererseits aber auch Folge von Wahnerleben. Die Behandlung des Produktivsymptoms „Wahn" würde somit eine Besserung des Negativsymptoms „sozialer Rückzug" bewirken und möglicherweise als günstige Beeinflussung von „primärer Negativsymptomatik" fehlinterpretiert. Ebenso kann eine Verlangsamung der Körperbewegungen nicht nur Ausdruck der primären Retardierung sein, sondern auch Folge der extrapyramidalen Nebenwirkungen der Medikation.

Gaebel (1990) sieht die Hauptprobleme der Differentialdiagnose von Negativsymptomen in depressiven Syndromen und durch Parkinsonoide bedingter Akinese. In vielen Studien werden enge Korrelationen zwischen diesen Symptomenkomplexen gefunden.

Möller (1995) weist in diesem Zusammenhang darauf hin, daß in klinischen Untersuchungen zur medikamentösen Beeinflussung der Negativsymptomatik die Komedikation oft zu wenig beachtet wird. Aufgrund unterschiedlicher Nebenwirkungsprofile der untersuchten Substanzen werden möglicherweise unterschiedliche Komedikationen verabreicht, die ihrerseits die Negativsymptomatik bzw. deren primäre Ursachen unterschiedlich beeinflussen können.

Negativsymptome im Verlauf der schizophrenen Erkrankung

Negativsymptome können als Teil der schizophrenen Erkrankung bereits in der Prodromalphase auftreten (Conrad 1958). Während der akuten Psychose treten sie oft weniger in Erscheinung, da sie von den Produktivsymptomen maskiert werden. Nach Abklingen der akut-psychotischen Symptomatik können Negativsymptome als residualer Defektzustand bestehen (wobei Produktivsymptome weiterhin vorkommen können), als post-psychotische Depression, die sowohl endogen als auch reaktiv sein kann (Mayer-Gross 1920), oder als postremissiver Erschöpfungszustand (Heinrich 1967). Desweiteren ist eine Beeinflussung der Negativsymptomatik durch neurotische Strukturen, Persönlichkeitsstörungen und hirnorganische Syndrome anzunehmen (Angst et al. 1989). Schließlich kann die Negativsymptomatik auch durch Coping-Versuche des Betroffenen verstärkt werden (Floru et al. 1975).

Depressive Syndrome

Wirkung des Flupentixol bei depressiven Patienten

Obwohl die Depression nicht im engeren Sinne zur Negativsymptomatik gerechnet wird (Möller 1995), bestehen, wie bereits dargestellt, enge Korrelationen zwischen diesen beiden Symptomenkomplexen. Auch stellen depressive Syndrome bei der Behandlung schizophrener Patienten oftmals ein nicht unerhebliches Problem dar und beeinträchtigen in hohem Maße die subjektive Lebensqualität der Betroffenen. Da wiederholt von einer antidepressiven Wirksamkeit des Flupentixol berichtet wurde, soll dies im folgenden näher dargestellt werden.

Flupentixol hat hinsichtlich einer antidepressiven Wirkung mehr Beachtung erfahren, als jedes andere Neuroleptikum (Gruber u. Cole 1991). Die Literatur zur antidepressiven Wirksamkeit bei nichtschizophrenen Patienten besteht laut Gruber und Cole (1991) sowie Arihan und Göktürk (1997) aus 7 offenen, unkontrollierten Studien, 3 plazebokontrollierten Doppelblindstudien sowie 10 Doppelblindstudien, die Flupentixol gegen ein klassisches Antidepressivum vergleichen. Ferner existieren 3 offene, unkontrollierte Studien, in denen Flupentixol in Kombination mit anderen Antidepressiva bei therapieresistenten Depressionen eingesetzt wird. Mit Ausnahme von 3 Studien wurde dabei eine orale Dosis von 0,5 bis 3,0 mg Flupentixol pro Tag verabreicht. Die Tagesdosis liegt somit deutlich unter der antipsychotisch wirksamen Dosierung. Eine exakte Erklärung, warum ein antidepressiver Effekt in dieser niedrigen Dosierung erwartet wird, geht aus den Studien nicht hervor. Merskey (1986) gibt an, daß eine Dosis von 1,0 bis 1,5 mg pro Tag antidepressiv wirksam sei, wohingegen höhere Dosierungen kontraproduktiv wirken würden. Robertson und Trimble (1981) und Trimble und Robertson (1983) finden bei einem Dosisvergleich von 1 mg und 2 mg pro Tag keine Unterschiede im antidepressiven Effekt.

Im Rahmen dieses Beitrags soll auf diese Studien an nichtschizophrenen Patienten nicht im einzelnen eingegangen werden. Übereinstimmend finden alle Studien eine antidepressive Wirksamkeit des Flupentixol, die in den Vergleichsstudien zumindest nicht schlechter als die der klassischen Antidepressiva war, obwohl diese in ausreichender Dosierung gegeben wurden. Der

Wirkungseintritt erfolgte in der Regel binnen weniger Tage und somit schneller als bei den klassischen Antidepressiva. Extrapyramidal-motorische Nebenwirkungen fanden sich nur bei den Studien, die höhere Dosierungen von Flupentixol verwendeten, im übrigen war die Nebenwirkungsrate vergleichbar mit einem Plazebo und in den Vergleichsstudien fast durchgehend geringer als bei klassischen Antidepressiva.

Gruber und Cole (1991) weisen allerdings darauf hin, daß die Mehrzahl der Studien deutliche methodische Mängel aufweist. Die offenen Studien können nicht mehr als Hinweise geben, bei den Plazebostudien wurde nur in einem Fall mit der Hamilton-Skala ein standardisiertes Meßinstrument verwendet, wobei es sich bei dieser Studie zudem um eine atypische Studiengruppe gehandelt hat. Bei 8 der 10 Vergleichsstudien wurden zwar standardisierte Instrumente angewendet, auf Plazebokontrollen wurde jedoch verzichtet. Die Autoren kommen daher zu dem Schluß, daß bisher nur ungenügende Daten vorliegen, diese jedoch die Annahme stützen, Flupentixol habe in niedriger Dosierung eine effektive antidepressive Wirkung.

Prävalenz und Genese depressiver Syndrome bei schizophrenen Patienten

Johnson (1977) gibt an, daß unabhängig von der verwendeten Medikation bei ca. 20% der schizophrenen Patienten depressive Syndrome auftreten. Ollerenshaw (1973) findet depressive Symptome unabhängig von der Behandlung während der akuten schizophrenen Psychose, während der Symptomrückbildung und auch Monate nach einer Remission. Manchen Autoren (z. B. Brown-Thomsen 1973, Helmchen u. Hippius 1969, Malm 1970) sprechen von einer direkten depressiogenen Wirkung der Neuroleptika, während andere Autoren depressive Symptome gehäuft in der akuten Krankheitsphase finden und diese sich mit einer effektiven neuroleptischen Therapie bessern (Knights und Hirsch 1981). Johnson (1981) beobachtete depressive Syndrome bei 50% der unbehandelten, akuten schizophrenen Ersterkrankungen und in ca. einem Drittel bei chronischen Patienten mit einem Rückfall unabhängig von der Behandlung. Ein erheblicher Teil von depressiven Störungen bei Schizophrenen schienen somit nicht in Zusammenhang mit einer neuroleptischen Behandlung zu stehen. Allerdings traten Depressionen bei Patienten mit hoher Neuroleptikadosis oder mit extrapyramidalen Nebenwirkungen signifikant häufiger auf. Die niedrigste Prävalenzrate lag andererseits bei remittierten Patienten unter depot-neuroleptischer Medikation vor. Wistedt und Palmstierna (1983) fanden in einer plazebokontrollierten Absetzstudie an 41 chronisch schizophrenen Patienten nach 24 Wochen eine signifikant höhere Rate von Depressionen in der Plazebogruppe im Vergleich zur Medikamentengruppe (Fluphenazin- und Flupentixoldecanoat). Sie weisen ferner darauf hin, daß depressive Symptome auch frühe Zeichen eines Rückfalls sein können. Auch Hamilton et al. (1979) sehen affektive Störungen eher als Teil der Erkrankung denn als Konsequenz der Behandlung, zumindest sofern sie nicht Folge von extrapyramidalen Syndromen sind. Der Einfluß der „akinetischen Depression", also einer extrapyramidalmotorischen Nebenwirkung, wird allerdings nach Rifkin (1981) häufig verkannt. Johnson (1981) meint, daß 10–15% der Depressionen bei Schizophrenen durch eine Akinese bedingt sind, die nicht notwendigerweise klinisch erkannt werden muß. Die Genese depressiver Symptome im Verlauf der Schizophrenie wird somit keineswegs einheitlich beurteilt und erscheint multifaktoriell.

Wirkung von Flupentixol auf depressive Symptome bei schizophrenen Patienten (s. Tabelle 2)

Johnson und Malik (1975) fanden eine günstige Beeinflussung der Affektlage bei den mit Flupentixoldecanoat behandelten Patienten. Jeweils nach den Injektionen zeigte sich eine signifikante Affekthebung. Bei einigen Patienten, bei denen bereits eine gehobene Affektlage bestand, führte dies zu Problemen beim Management. Über den Gesamtzeitraum zeigte sich eine

Tabelle 2. Studien zur Wirkung des Flupentixol auf depressive Syndrome bei Schizophrenen

Autoren	Design	Medikation	Ergebnis
Mayer-Walcher 1974	Anwendungsbeobachtung	Flupentixoldecanoat	Starke stimmungsaufhellende Wirkung
Vichaiya 1980	Offen, unkontrolliert	Flupentixoldecanoat	In niedriger Dosierung stimmungsaufhellende Wirkung
Haider 1985	Offen, unkontrolliert	Flupentixoldecanoat	Signifikante Besserung
Pach et al. 1998	Offen, unkontrolliert	Flupentixoldecanoat	Signifikante Besserung des BPRS-Scores „Angst/Depression"
Johnson und Malik 1975	Doppelblind, Vergleich	Flupentixoldecanoat Fluphenazindecanoat	Günstige Beeinflussung der Affektlage, Flupentixol dem Fluphenazin deutlich überlegen
Hamilton et al. 1979	Doppelblind, Vergleich	Flupentixoldecanoat Fluphenazindecanoat	Signifikante Besserung zugunsten des Flupentixol
Huang et al. 1995	Doppelblind, Vergleich	Flupentixol Chlorpromazin	Signifikante Besserung unter Flupentixol, nicht unter Chlorpromazin
Pinto et al. 1979	Doppelblind, Vergleich	Flupentixoldecanoat Fluphenazindecanoat	Signifikante Besserung, Trend für Flupentixol
Wistedt und Ranta 1983	Doppelblind, Vergleich	Flupentixoldecanoat Fluphenazindecanoat	Günstige Beeinflussung, Trend zu Gunsten des Flupentixol
Parent und Toussaint 1983	Offen, Vergleich	Flupentixol Haloperidol	Trend zugunsten des Flupentixol
Gross und Kaltenbäck 1965	Anwendungsbeobachtung	Flupentixol	Nur geringe Wirkung auf affektive Symptome

Tabelle 2. (Fortsetzung)

Autoren	Design	Medikation	Ergebnis
Floru et al. 1975	Einfachblind, Vergleich	Flupentixol- decanoat Fluphenazin- decanoat	Keine Gruppenunterschiede
Haslam et al. 1975	Doppelblind, Cross-over	Flupentixol- decanoat Fluphenazin- decanoat	Besserung, jedoch keine Unterschiede zwischen den Substanzen
Knights et al. 1979	Doppelblind, Vergleich	Flupentixol- decanoat Fluphenazin- decanoat	Keine Gruppenunterschiede
Chowdhury und Chacon 1980	Doppelblind, Cross-over	Flupentixol- decanoat Fluphenazin- decanoat	Keine Beeinflussung durch Flupentixol, unter Fluphenazin sowohl Besserung als auch Verschlechterung der Affektlage
Eufe und Wegener 1979	Doppelblind, Vergleich	Flupentixol- decanoat Perphenazin- önanthat	Keine Beeinflussung
Eberhard und Hellborn 1986	Doppelblind, Cross-over	Flupentixol- decanoat Haloperidol- decanoat	Keine Gruppenunterschiede
Ehmann et al. 1987	Doppelblind, Cross-over	Flupentixol Haloperidol	Keine Gruppenunterschiede
Kissling et al. 1990	Doppelblind, Vergleich	Flupentixol- decanoat Haloperidol- decanoat	Keine signifikanten Änderungen, zwischenzeitlich Trend zugunsten von Haloperidol

Normalisierung des Affektes, jedoch keine depressive Verstimmung. In der Fluphenazin-Gruppe berichten die Autoren dagegen von einem Trend zur Verschlechterung der Stimmung. Allerdings ist zu beachten, daß in der Fluphenazin-Gruppe eine höherpotente Dosierung verwendet wurde. Auch Haider (1985) fand am Ende des Beobachtungszeitraums seiner offenen Studie eine signifikante Verminderung der Hamilton-Werte. Eine zuverlässige und starke stimmungsaufhellende Wirkung wird von Mayer-Walcher (1974) angegeben. Pach et al. (1998) fanden einen signifikanten Rückgang des BPRS-Scores „Angst/Depression" während der ersten 3 Monate ihrer offenen Studie. Auch Vichaiya (1980) beschreibt dies zumindest in niedriger Dosierung.

Huang et al. (1995) beschreiben im Gegensatz zu Chlorpromazin eine signifikante Besserung affektiver Störungen. Hamilton et al. (1979) stellen für den ersten Beobachtungszeitraum von 4 Monaten für die Flupentixol-Gruppe im Gegensatz zur Fluphenazin-Gruppe eine signifikant günstigere Beeinflussung von Depression und Ängstlichkeit fest, die sich jedoch in den verschiedenen Studienzentren signifikant unterschied. In einer veränderten statistischen Auswertung zeigte sich für den zweiten Beobachtungszeitraum eine signifikante Besserung zugunsten des Flupentixol.

Pinto et al. (1979) berichten eine signifikante Abnahme des BPRS-Faktors Depression/Ängstlichkeit unter Flupentixoldecanoat. Im Vergleich zu Fluphenazindecanoat ergab sich ein Trend zugunsten des Flupentixol, dieser erreichte jedoch keine Signifikanz. Eine antidepressive oder anxiolytische Komedikation war in der Fluphenazin-Gruppe deutlich häufiger notwendig. Auch Wistedt und Ranta (1983) berichten eine günstigere Beeinflussung depressiver Symptome durch Flupentixol, die jedoch im Vergleich zu Fluphenazin ebenfalls keine statistische Signifikanz erreichte. Gleichfalls von einem deutlichen Trend zugunsten des Flupentixol berichten Parent und Toussaint (1983) in ihrer Vergleichsuntersuchung zu Haloperidol.

Haslam et al. (1975) konnten zwar zeigen, daß sich während der Behandlung eine Besserung in der Affektlage einstellte, Unterschiede zur Fluphenazin-Gruppe fanden sie jedoch nicht.

Gross und Kaltenbäck (1965) beschreiben die Wirkung des Flupentixol auf affektive Symptome insgesamt als gering.

Keine Unterschiede zwischen Flupentixoldecanoat und Fluphenazindecanoat hinsichtlich der Beeinflussung der Stimmung fanden Floru et al. (1975). 19 Patienten entwickelten eine Beeinträchtigung des Affekts, 5 mußten antidepressiv behandelt werden. In der Mehrzahl der Fälle habe es sich um reaktive Störungen gehandelt. Ein antidepressiver Effekt der neuroleptischen Medikation konnte nicht bestätigt werden. Knights et al. (1979) fanden bei 53% der Studienpatienten während der Beobachtungszeit depressive Symptome, ein signifikanter Unterschied zur Fluphenazin-Gruppe bestand jedoch gleichfalls nicht. Auch Chowdhury und Chacon (1980) konnten im Vergleich dieser beiden Neuroleptika keine Beeinflussung der Stimmung durch das Flupentixol feststellen. Unter Fluphenazin zeigten sich dagegen Stimmungsbeeinflussungen sowohl in Richtung Depression als auch in umgekehrter Richtung.

Eufe und Wegener (1979) fanden in ihrer Vergleichsuntersuchung mit Perphenazin-Önanthat keine signifikante Besserung des BPRS-Faktors „negative Gefühlslage" unter Flupentixoldecanoat. Eberhard und Hellborn (1986) konnten in ihrer Vergleichsuntersuchung zu Haloperidol ebensowenig signifikante Unterschiede zwischen den Medikationen aufzeigen wie Ehmann et al. (1987), obwohl sich bei letzteren in der Hamilton-Skala leichte depressive Symptome abbildeten. Auch Kissling et al. (1990) fanden in dem BPRS-Faktor Angst/Depression keine signifikanten Unterschiede zwischen den Behandlungsgruppen, während der ersten zwei Behandlungswochen zeigte sich ein Trend zugunsten des Haloperidol, der jedoch möglicherweise durch eine zu hohe Dosierung des Flupentixol erklärt werden kann. Im Vergleich zum Studienbeginn zeigten sich keine signifikanten Änderungen.

Wirkung auf Rückzug und Affektverflachung (s. Tabelle 3)

Vichaiya (1980) beschreibt bei Patienten mit im Vordergrund stehender Negativsymptomatik eine signifikante Besserung von Rückzug und Affektabstumpfung unter Flupentixol. Auch Huang et al. (1995) geben signifikante

Effekte an, die unter Chlorpromazin nicht gefunden wurden. Martyns-Yellowe (1993) berichtet gleichfalls von einer Besserung des sozialen Rückzugs und der Affektnivellierung. Gross und Kaltenbäck (1965) sprechen von einer Verbesserung der Zuwendung und Kontaktbereitschaft. Pach et al. (1998) berichten von einer signifikanten Abnahme des SANS-Wertes für „Affektverflachung".

Haslam et al. (1975) fanden zwar eine günstige Beeinflussung unter neuroleptischer Therapie, jedoch keine spezifischen Vorteile des Flupentixol. Pinto et al. (1979) beschreiben gleichfalls eine hochsignifikante Besserung. Im Verlauf des Beobachtungszeitraums zeigte sich ein signifikanter Vorteil in der Flupentixol-Gruppe, der sich jedoch nach 18 Monaten wieder nivellierte. Auch Eufe und Wegener (1979) fanden eine signifikante Besserung der „affektiven Abstumpfung", jedoch keine Überlegenheit des Flupentixoldecanoat gegenüber dem Perphenazin-Önanthat.

Hamilton et al. (1979) konnten im Vergleich zum Fluphenazin keine günstigere Beeinflussung des Rückzugsverhaltens bestätigen.

Tabelle 3. Studien zur Wirkung des Flupentixol auf Rückzug und Affektverflachung

Autoren	Design	Medikation	Ergebnis
Gross und Kaltenbäck 1965	Anwendungsbeobachtung	Flupentixol	Besserung von Zuwendung und Kontaktbereitschaft
Vichaiya 1980	Offen, unkontrolliert	Flupentixol-decanoat	Signifikante Besserung
Pach et al. 1998	Offen, unkontrolliert	Flupentixol-decanoat	Signifikante Besserung des SANS-Scores „Affektverflachung"
Haslam et al. 1975	Doppelblind, Cross-over	Flupentixol-decanoat Fluphenazin-decanoat	Besserung, jedoch keine Unterschiede zwischen den Substanzen
Hamilton et al. 1979	Doppelblind, Vergleich	Flupentixol-decanoat Fluphenazin-decanoat	Keine Gruppenunterschiede
Pinto et al. 1979	Doppelblind, Vergleich	Flupentixol-decanoat Fluphenazin-decanoat	Signifikante Besserung, zeitweise Überlegenheit des Flupentixol
Eufe und Wegener 1979	Doppelblind, Vergleich	Flupentixol-decanoat Perphenazin-önanthat	Signifikante Besserung, jedoch keine Gruppenunterschiede
Huang et al. 1995	Doppelblind, Vergleich	Flupentixol Chlorpromazin	Signifikante Besserung unter Flupentixol, nicht unter Chlorpromazin
Martyns-Yellowe 1993	Doppelblind, Vergleich	Flupentixol-decanoat Clopenthixol-decanoat	Besserung, jedoch keine signifikanten Unterschiede

Wirkung auf Antrieb, Energie und Durchhaltevermögen (s. Tabelle 4)

Johnson und Malik (1975) fanden einen antriebssteigernden Effekt in der Akuttherapie. Auch Haider (1985) und Mayer-Walcher (1974) geben einen aktivierenden, antriebssteigernden Effekt des Flupentixol an. Pach et al. (1998) berichten von einer signifikanten Abnahme der SANS-Subskala „Anergie". Chowdhury und Chacon (1980) beschreiben eine signifikant verbesserte Arbeitsleistung unter Flupentixol nach 4 Wochen verglichen zur vorangehenden Plazebo-Periode, nicht aber in der Fluphenazin-Gruppe. Auch Hamilton et al. (1979) beschreiben nach 8 monatiger Beobachtung für die Flupentixol-Gruppe eine signifikant höhere Teilnahme an der Beschäftigungstherapie im Vergleich zur Fluphenazin-Gruppe. Eine signifikante Besserung der Symptomatik wird auch von Huang et al. (1995) beschrieben, zu Chlorpromazin bestand gleichfalls ein signifikanter Unterschied. Parent und Toussaint (1983) berichten von einer Antriebssteigerung, die dem Haloperidol deutlich überlegen sei. Auch hinsichtlich der Anergie habe sich im Gegensatz zu Haloperidol unter Flupentixol eine deutliche Besserung gezeigt.

Haslam et al. (1975) konnten ebensowenig wie Knights et al. (1979) eine spezifische Wirkung des Flupentixol nachweisen. Auch Ehmann et al. (1987) und Eberhard und Hellborn (1986) beschreiben im Vergleich zu Haloperidol keinen aktivierenden Effekt. Kissling et al. (1990) fanden in den ersten zwei Behandlungswochen im BPRS-Faktor Anergie einen Trend zugunsten des Haloperidol, insgesamt aber im Vergleich zum Studienbeginn keine signifikanten Änderungen.

Gross und Kaltenbäck (1965) beschreiben keine Besserung des Antriebs durch Flupentixol.

Wirkung auf Psychomotorische Hemmung

Eufe und Wegener (1979) beschreiben unter Flupentixoldecanoat eine signifikant stärkere Abnahme der psychomotorischen Hemmung als unter Perphenazin-Önanthat. Martyns-Yellowe (1993) berichtet gleichfalls von einer deutlichen Abnahme der psychomotorischen Hemmung unter Flupentixoldecanoat. Dies wird auch von Haider (1985) und Vichaiya (1980) bestätigt. Pinto et al. (1979) fanden zwar eine signifikante Besserung, ein signifikanter Unterschied zum Fluphenazin bestand jedoch nicht durchgehend.

Erhaltungstherapie und Beeinflussung der Rezidivhäufigkeit durch Flupentixol in der Depot-Form

Obwohl auch eine Akutbehandlung mit Flupentixoldecanoat möglich ist (z. B. Johnson u. Malik 1975, Martyns-Yellowe 1993), ist die Hauptdomäne der Depot-Form die Langzeittherapie. Unterschiede in der Wirksamkeit zwischen oraler Gabe und Depot-Form finden Gross und Kaltenbäck (1972) nicht.

Tabelle 4. Studien zur Wirkung des Flupentixol auf Antrieb, Energie und Durchhaltevermögen

Autoren	Design	Medikation	Ergebnis
Mayer-Walcher 1974	Anwendungsbeobachtung	Flupentixoldecanoat	Besserung
Haider 1985	Offen, unkontrolliert	Flupentixoldecanoat	Besserung
Pach et al. 1998	Offen, unkontrolliert	Flupentixoldecanoat	Signifikante Besserung des SANS-Scores „Anergie"
Johnson und Malik 1975	Doppelblind, Vergleich	Flupentixoldecanoat Fluphenazindecanoat	Deutliche Antriebssteigerung unter Flupentixol
Hamilton et al. 1979	Doppelblind, Vergleich	Flupentixoldecanoat Fluphenazindecanoat	Signifikante Besserung zu Gunsten des Flupentixol
Chowdhury und Chacon 1980	Doppelblind, Cross-over	Flupentixoldecanoat Fluphenazindecanoat	Signifikant verbesserte Arbeitsleistung nur unter Flupentixol
Parent und Toussaint 1983	Offen, Vergleich	Flupentixol Haloperidol	Signifikante Besserung zugunsten des Flupentixol
Huang et al. 1995	Doppelblind, Vergleich	Flupentixol Chlorpromazin	Signifikante Besserung unter Flupentixol, nicht unter Chlorpromazin
Gross und Kaltenbäck 1965	Anwendungsbeobachtung	Flupentixol	Keine Besserung
Haslam et al. 1975	Doppelblind, Cross-over	Flupentixoldecanoat Fluphenazindecanoat	Keine Gruppenunterschiede
Knights et al. 1979	Doppelblind, Vergleich	Flupentixoldecanoat Fluphenazindecanoat	Keine Gruppenunterschiede
Eberhard und Hellborn 1986	Doppelblind, Cross-over	Flupentixoldecanoat Haloperidoldecanoat	Keine Gruppenunterschiede
Ehmann et al. 1987	Doppelblind, Cross-over	Flupentixol Haloperidol	Keine Gruppenunterschiede
Kissling et al. 1990	Doppelblind, Vergleich	Flupentixoldecanoat Haloperidoldecanoat	Keine signifikanten Änderungen, zwischenzeitlich Trend zugunsten von Haloperidol

Gottfries (1971) sieht folgende Vorteile der depot-neuroleptischen Medikation:

- Sie sei einfacher zu handhaben;
- Eine Behandlung von Patienten, die eine medikamentöse Behandlung ablehnen oder sich einer Tabletteneinnahme widersetzten sei leichter möglich;
- Patienten, die die Einnahme der Medikation häufig vergessen, könnten kontinuierlich behandelt werden.

Hierdurch seien niedrigere Rückfallquoten zu erzielen. Temkov (1972) beschreibt unter oraler Behandlung im Vergleich zu Depot-Behandlung doppelt so viele Rückfälle. Auch sei nach seiner Beobachtung die Lebensqualität der Patienten unter Depot-Behandlung deutlich gestiegen. Ferner sei unter Depot-Behandlung eine Reduzierung der Dosis möglich. Dies resultiert unter anderem daraus, daß orales Flupentixol im Gegensatz zur Depot-Form zu 45–55% das pharmakologisch inaktive Trans-Isomer enthält und ferner zu ca. 55% einem First-Pass-Mechanismus in Darmwand und Leber unterliegt (Gruber u. Cole 1991). Gottfries und Green (1974) führten eine offene Untersuchung an 58 schizophrenen Patienten durch, bei der sie die Rückfallraten unter depot-neuroleptischer Therapie mit 20–60 mg Flupentixoldecanoat mit den Rückfallraten vor Depot-Medikation verglichen. Sie stellten eine signifikante Abnahme fest. Auch die Verweildauer im Krankenhaus war bei Rückfällen unter Depot-Medikation geringer als zuvor. Sie kommen zu dem Schluß, daß sich eine Depot-Medikation günstig auf den Krankheitsverlauf auswirkt.

Auch Dencker und Axelsson (1996) verweisen ausdrücklich auf die Vorteile der Depot-Medikation. Die Anwendung sei insbesondere auch für den Patienten bequemer, die Mehrzahl chronisch schizophrener Patienten würde nach schwedischen Untersuchungsergebnissen die Depot-Therapie der oralen Anwendung vorziehen, wenn sie erst einmal mit dieser Behandlungsform vertraut seien. Zudem sei das Ziel der niedrigsten effektiven Dosierung leichter zu erreichen, Überdosierungen würden vermieden, ein regelmäßiger Patientenkontakt sei gewährleistet. Eine erhöhte Assoziation mit extrapyramidalen Störungen und insbesondere tardiven Dyskinesien bestehe nicht.

Gross und Kaltenbäck (1972) geben allerdings zu bedenken, daß die Injektionsbehandlung von vielen Patienten weit mehr als Eingriff in die Seinssphäre empfunden wird. Während sich Patienten mit oraler Medikation dem Zwang zur Tabletteneinnahme entziehen können, ohne den Kontakt zum Therapeuten zu verlieren, brechen erstere die Behandlung oft vollständig ab. Uneinsichtige und zu wenig Compliance bereite Patienten sollten daher nicht die Hauptzielgruppe für eine Depot-Medikation sein.

Der Nutzen einer Langzeitprophylaxe in der Rückfallverhinderung ist mittlerweile vielfach belegt (Rifkin 1981). Hogarty et al. (1974) konnte in einer Vergleichsuntersuchung an 374 schizophrenen Patienten zeigen, daß die Rückfallraten über 2 Jahre unter alleiniger Psychotherapie (*Major Role Therapy*) im Vergleich zu Plazebo unverändert waren und signifikant höher lagen, als unter pharmakologischer Therapie. In der Kombination von Psychotherapie und Pharmakotherapie zeigten sich etwas günstigere Rückfallraten, als unter Pharmakotherapie allein.

In Absetzstudien wurde die Effizienz von Flupentixol in der Erhaltungstherapie geprüft. Wistedt et al. (1982) beschreiben in einer doppelblinden Absetzstudie mit 41 chronisch Schizophrenen innerhalb von 6 Monaten eine signifikant höhere Rückfallrate von 62% in der Plazebogruppe gegenüber 27% in der Medikamentengruppe. Die Dosierung betrug 12,5–25 mg Fluphenazindecanoat bzw. 20–40 mg Flupentixoldecanoat alle 3 Wochen. Zwischen den beiden Medikationen bestand kein signifikanter Unterschied, jedoch ein schwacher Trend zugunsten des Fluphenazin. In einer offenen Folgeuntersuchung wurde dann die Medikation bei allen bis dahin rückfallfreien Patienten abgesetzt. Über den Beobachtungszeitraum von 24 Monaten zeigte sich eine Rückfallrate von 97% (Wistedt 1981). Auch Johnson (1979) fand nach Absetzen der Erhaltungsmedikation signifikant erhöhte Rückfallraten innerhalb von 6 Monaten selbst bei Patienten, die zuvor unter Medikation bis zu 3 Jahre stabil gewesen waren. Innerhalb von 4 Jahren betrug die Rückfallrate bei Ersterkrankten 43%, bei Mehrfacherkrankten 76%. Unterschiede zwischen der Medikation mit Flupentixol bzw. Fluphenazin fanden sich nicht. In einer weiteren, prospektiven Follow-up-Untersuchung (Johnson et al. 1983) zeigten sich über 18 Monate bei den medikamentenfreien Patienten signifikant erhöhte Rückfallraten mit 80% gegenüber 23% bei den Kontrollen. Auch bei den Patienten, die zuvor 3–4 Jahre stabil gewesen waren, zeigten sich die Rückfallraten mit 70% gegenüber 19% bei den Kontrollen signifikant erhöht. Die Autoren verweisen zudem darauf, daß die Rückfälle bei den medikamentenfreien Patienten schwerer waren, es verstärkt zu einer über Monate anhaltenden Beeinträchtigung der Sozialbeziehungen und Arbeitsleistung kam und im Rahmen der erneuten Behandlung höhere Neuroleptikadosen verwendet wurden. Unterschiede zwischen Flupentixoldecanoat und Fluphenazindecanoat in der Rückfallverhütung fanden sich gleichfalls nicht.

Verträglichkeit

Gross und Kaltenbäck (1965) beschreiben die orale und intramuskuläre Verträglichkeit des Flupentixol als ausgezeichnet. Für Flupentixoldecanoat kommen Gross und Kaltenbäck (1972) zu dem gleichen Ergebnis. Nebenwirkungen seien in der Regel insgesamt gering und mild (Mayer-Walcher 1974, Eberhard u. Hellborn 1986, Steinert et al. 1986). Die Rate von extrapyramidalen Nebenwirkungen, gleichgültig welchen Schweregrades, wird für das Flupentixol mit 30–43% angegeben (Gross u. Kaltenbäck 1965, Haslam et al. 1975), vereinzelt werden aber auch Inzidenzraten bis zu 88% beschrieben (Knights et al. 1979). In erster Linie werden hyperkinetisch-hypertone Syndrome genannt, häufig sind ferner Akathisie und akinetisch-hypertone Syndrome. Weitere extrapyramidale Nebenwirkungen sind Tremor und paroxysmale Dyskinesien. Der Bedarf an Antiparkinsonmitteln steigt mit der Flupentixoldosis.

Als weitere, jedoch insgesamt seltenere Nebenwirkungen werden Hypersalivation, Hyperhydrose, Akkomodationsstörungen, Mundtrockenheit, Schwindel, Kopfschmerzen, Potenzstörungen, Durchfälle, Übelkeit, Miktionsstörungen, Obstipation, delirante Verwirrtheitszustände, Palpitationen und Gewichtszunahme genannt. Vergleichsweise häufig würden Schlaflosigkeit, aber auch Müdigkeit beobachtet. Ein sedierender Effekt bestehe kaum, die blutdrucksenkende Wirkung sei gering (Gross u. Kaltenbäck 1965, Gottfries u. Green 1974, Gerlach et al. 1975, Eberhard u. Hellborn 1986). Zuverlässige Angaben über das Risiko tardiver Spätdyskinesien unter Flupentixol finden sich nicht, die Inzidenzraten dürften den übrigen klassischen Neuroleptika vergleichbar sein und somit bei 4% jährlich innerhalb der ersten 6 Behandlungsjahre liegen (Benkert u. Hippius 1996).

Die Nebenwirkungen des Flupentixoldecanoat unterscheiden sich nicht wesentlich von oralem Flupentixol. Gross und Kaltenbäck (1972) nennen im einzelnen folgende unerwünschte Wirkungen:

– Akathisie und Tasikinese	33%
– Tremor	80%
– Rigor	40%
– Hypomimie	40%
– Schluckstörungen	10%
– verwaschene Sprache	11%
– torsionsdystone Attacken	2%
– Blickkrämpfe	3%
– Salbengesicht	20%
– Hypersalivation	13%
– Schlaflosigkeit	19%
– Müdigkeit	8%
– allergische Dermatosen	2%

Hamilton et al. (1979) geben ebenso wie Johnson und Malik (1975) sowie Wistedt und Ranta (1983) an, daß sich die Nebenwirkungen in der Flupentixol-Gruppe und in der Fluphenazin-Gruppe nicht wesentlich unterschieden. Ehmann et al. (1987), Eberhard und Hellborn (1986) sowie Kissling et al. (1990) fanden auch im Vergleich zu Haloperidol keine signifikanten Unterschiede in Art und Schwere der Nebenwirkungen.

Haider (1985) berichtet von einer signifikanten Reduktion der Nebenwirkungen im Vergleich zur (unstandardisierten) Vormedikation. Pach et al. (1998) fanden am Ende ihrer offenen Studie bei 26,4% der Patienten unwillkürliche Bewegungsstörungen im Vergleich zu 37,2% bei Studienbeginn. Bei 8,8% bestand eine Akathisie, bei 11,8% ein Parkinsonoid. 37,1% der Patienten waren von einer Gewichtszunahme betroffen. Haslam et al. (1975) beschreiben signifikant weniger Nebenwirkungen unter 40 mg Flupentixoldecanoat im Vergleich zu 50 mg Fluphenazindecanoat, nicht jedoch im Vergleich mit anderen Dosierungen. Martyns-Yellowe (1993) findet eine geringere Nebenwirkungsrate im Vergleich zu Clopentixol. Chowdhury und Chacon (1980) beschreiben im Vergleich zu Fluphenazin einen Trend zugunsten des Flupentixol, der auch von Pinto et al. (1979), Kelly et al. (1977) und Knights et al. (1979) bestätigt wird.

Parent und Toussaint (1983) finden bei deutlich höherer Dosierung des Flupentixol eine erhöhte Nebenwirkungsrate im Vergleich zu Haloperidol. Eufe und Wegener (1979) berichten von einer im Vergleich zu Perphenazin-Önanthat signifikanten Zunahme extrapyramidaler Störungen.

Dosierung und Management

Zur Frage der Dosierung einer effizienten Langzeit- und Erhaltungstherapie bei einer bereits von Saikia und Jörgensen (1983) nachgewiesenen positiven Korrelation zwischen Dosierung von Flupentixoldecanoat und Serumkonzentrationen, gemessen vor der folgenden Injektion, fanden Kistrup et al. (1991) in einer offenen Vergleichsstudie an ambulanten schizophrenen Patienten mit Flupentixoldecanoat (24 Patienten) vs. Perphenazindecanoat (20 Patienten), daß bei einem Drittel der stabil eingestellten Patienten eine stufenweise Dosisreduktion auf eine minimale effektive Erhaltungsdosis toleriert wurde, wobei sich das Nebenwirkungsrisiko reduzierte. Die unter minimaler effektiver Erhaltungsdosis gemessenen Serumkonzentrationen variierten um ein Vielfaches. Die Autoren kommen zu dem Schluß, daß eine routinemäßige Kontrolle von Plasmaspiegeln ohne klinische Relevanz sei. Dencker und Axelsson (1996) empfehlen dagegen das Monitoring der Plasmaspiegel, um die individuelle, niedrigst wirksame Dosierung beim einzelnen Patienten erfassen und durch Änderungen von Dosis und Dosierungsintervall optimal einstellen zu können.

McCreadie et al. (1979) untersuchten in einer Doppelblindstudie 127 chronisch schizophrene Patientinnen mit 40 mg und 200 mg Flupentixoldecanoat alle 2 Wochen. Mit Ausnahme einiger Patientinnen, deren Plasmaspiegel unter Hochdosierung auffallend niedrig lagen und deren Produktivsymptomatik sich signifikant besserte, zeigte sich nach 13 Wochen kein Vorteil der hohen Dosierung. Der soziale Rückzug besserte sich nur in der Standardgruppe im Vergleich zum Studienbeginn signifikant, Gruppenunterschiede waren jedoch nicht signifikant. Auch die Nebenwirkungsrate war zwischen den Gruppen nicht signifikant verschieden, in der Hochdosisgruppe zeigte sich jedoch eine verglichen zum Studienbeginn signifikante Zunahme. Die Autoren folgern, daß Flupentixoldecanoat in niedriger Dosierung (40 mg) einen antriebssteigernden Effekt besitzt, während es in hoher Dosierung (200 mg) sedierend wirkt. Mit Ausnahme einiger Einzelfälle ließen sich durch eine hohe Dosierung keine Vorteile erzielen.

Johnson et al. (1987) untersuchten über 1 Jahr 59 stabilisierte, schizophrene Patienten, die sie entweder mit Standarddosierung (entsprechend 8–40 mg Flupentixoldecanoat zweiwöchentlich) oder mit halbierter Dosierung (3,4–20 mg) behandelten. Bei der niedrigen Dosierung zeigten sich signifikant höhere Rückfallraten, Unterschiede hinsichtlich Symptomatik oder Nebenwirkungen fanden sich nicht. Allerdings zeigte sich in der niedrig dosierten Gruppe ein Trend zur Abnahme tardiver Dyskinesien. Die Autoren schlagen für die Langzeitbehandlung in der Regel eine Dosierung von 20–40 mg Flupentixoldecanoat vor. Auch Kissling et al. (1990) nennen für die depot-neuroleptische Behandlung eine Mindestdosis von 20 mg Flupentixoldecanoat vierzehntägig. Unterhalb dieser Dosierung käme es zu einem deutlichen Anstieg der Rezidivraten, die jedoch weiterhin unter den Plazeborezidivraten lägen. Im Verlauf der Behandlung könne jedoch die Standarddosierung in der Regel um 50% reduziert werden, ohne daß es zu einem vermehrten Auftreten von Rezidiven komme. Zu unterscheiden ist dabei zwischen der symptomsuppressiven Erhaltungstherapie und der eigentlichen Rezidivprophylaxe, wobei dies klinisch oft nur schwer möglich sei.

Benkert und Hippius (1996) empfehlen für die orale Medikation einen Beginn mit dreimal täglich 1 mg bis zu einer Erhaltungsdosis von 3–15 mg täglich bei schizophrener Symptomatik. Ambulant halten sie eine Dosierung bis zu 20 mg, stationär bis 60 mg täglich für ausschöpfbar.
Gross und Kaltenbäck (1965) geben für die Erhaltungstherapie orale Dosierungen bis 6 mg pro Tag an. Obwohl deutlich höhere Dosierungen möglich seien, seien diese in der Regel ineffektiv. Bezüglich der parenteralen Therapie mit Flupentixoldecanoat empfehlen sie, eine Einstiegsdosis von 20–60 mg (1–3 Ampullen) im Abstand von 2-3 Wochen i.m. zu injizieren. Als Erhaltungsdosis mit guter Langzeitwirkung halten sie 20 mg im Abstand von 3 Wochen für ausreichend. Bei Bedarf empfehlen sie eine Steigerung auf 40 mg alle 2 Wochen bzw. auch Inanspruchnahme der 10%igen Lösung bis zu 100 mg vorübergehend im Abstand von 2–4 Wochen.
Dencker und Axelsson (1996) empfehlen bei vorbehandelten Patienten, mit 25% der oralen Dosis multipliziert mit dem Dosisintervall in Tagen zu beginnen. Bei nicht vorbehandelten Patienten könne man mit dem Doppelten der üblichen Dosierung beginnen, um möglichst schnell einen *Steady-State* zu erreichen, in der Folge soll die Dosis dann reduziert werden. Nach 2 bis 4 Tagen trete ein Peak der Plasmaspiegelkonzentration auf, der möglicherweise zu extrapyramidalen Nebenwirkungen führen könne. In diesem Falle sei die Dosis und das Dosierungsintervall entsprechend anzupassen.
Hinsichtlich der therapeutischen Sicherheit fanden Crome et al. (1978) in 28 Fällen von Überdosierung keine Anzeichen klinischer Toxizität. Bekanntermaßen ist die therapeutische Breite von Neuroleptika vergleichsweise hoch.

Zusammenfassung

Die Datenlage für Flupentixol bei schizophrenen Patienten ist sehr breit. Flupentixol wirkt als hochpotentes, wenig sedierendes Neuroleptikum gut auf Produktivsymptomatik. Der klinische Effekt bezüglich der Positivsymptomatik ist als gesichert anzusehen. Die Wirkung auf den „Komplex der Negativsymptome" ist dagegen wesentlich schwieriger zu erfassen. Dies ist allein schon dadurch bedingt, daß die Konzeptualisierung der Negativsymptomatik uneinheitlich ist. Meßinstrumente wie SANS oder PANSS, die gezielt die Negativsymptomatik erfassen, wurden in den bisher vorliegenden Studien kaum eingesetzt.
Die *Scottish Schizophrenia Research Group* (1987) findet in einer allerdings nur 5 Wochen dauernden Studie keine medikamentöse Beeinflussung der Negativsymptomatik. Martyns-Yellowe (1994) weist dagegen darauf hin, daß sowohl Negativ- wie auch Positivsymptome auf neuroleptische Therapie respondieren, letztere jedoch deutlich besser. So zeigt sich auch bei Pach et al. (1998) während einer kontinuierlichen, einjährigen Behandlung ein signifikanter Rückgang der SANS- und BPRS-Werte im Vergleich zum Studienbeginn, obwohl die Akutsymptomatik zu diesem Zeitpunkt bereits abgeklungen war. Hieraus wird verständlich, daß insbesondere die offenen Studien für eine günstige Beeinflussung der Negativsymptomatik unter Flupentixol sprechen. Die Beurteilung der medikamentösen Wirkung spezifisch auf

Negativsymptome wird jedoch dadurch erheblich erschwert, daß Negativsymptome nicht selten Folgen von Nebenwirkungen, Produktivsymptomen oder depressiven Symptomen sind. Es erscheint daher wenig verwunderlich, daß die Datenlage zur Beeinflussung der Negativsymptomatik und Depression durch Flupentixol eher widersprüchlich ist. Während einige Studien von einer deutlich stimmungsaufhellenden, antriebssteigernden und die Kontaktfähigkeit bessernden Wirkung berichten und somit ein spezielles Einsatzgebiet des Flupentixol bei Patienten mit Negativsymptomatik sehen (Eufe u. Wegner 1979, Haider 1985, Huang 1995, Johnson u. Malik 1975, Parent u. Toussaint 1983, Pinto et al. 1979; Vichaiya 1980), können von anderen Autoren diese Ergebnisse allenfalls als Trend (Chowdhury u. Chacon 1980, Hamilton et al. 1979, Kong u. Yeo 1985, Wistedt u. Ranta 1983) oder überhaupt nicht (Ehmann et al. 1987, Haslam et al. 1975, Kissling et al. 1990, Knights et al. 1979) bestätigt werden. Ursächlich für diese Widersprüche dürfte unter anderem der ungenügende Einsatz standardisierter Meßinstrumente und die mangelhafte Kontrolle von Komedikation und anderen nichtmedikamentösen Einflußfaktoren sein. Eine differenzierte Analyse der Negativsymptomatik und deren Beeinflussung durch Flupentixol bei Patienten mit und ohne depressiver Symptomatik wurde in keiner der vorliegenden Studien vorgenommen. In den Vergleichsstudien wurde zudem z.T. mit nicht äquipotenten Dosierungen gearbeitet, so daß bei einer Stimmungsaufhellung und Antriebssteigerung letztlich unklar bleibt, ob es sich hierbei um einen genuinen Effekt des Medikaments, um unzureichende Behandlung der Produktivsymptomatik oder um eine „Übermedikation" mit dem höherpotenten Medikament handelt. Ferner ist zu bedenken, daß es sich bei den Patienten, die in klinische Studien eingeschlossen werden, in der Regel um eine hochselektierte Auswahl handelt. Somit ist eine Verallgemeinerung von Studienergebnissen nicht automatisch möglich (Jakobitsch et al. 1996).

Nach der gegenwärtigen Datenlage kann eine antidepressive Wirkung des Flupentixol in niedriger, kaum antipsychotisch wirksamer Dosierung (1–3 mg pro Tag) als wahrscheinlich gelten. Eine spezifisch antidepressive, antriebsfördernde und die Kontaktfähigkeit bessernde Wirksamkeit des Flupentixol in adäquat antipsychotisch wirksamer Dosierung kann dagegen nicht als gesichert gelten, allenfalls existieren derzeit Hinweise hierfür. Dies widerspricht jedoch nicht der Feststellung, daß sich der Komplex der Negativsymptome unter Behandlung mit Flupentixol ebenso wie unter anderer adäquater neuroleptischer Therapie bessern kann.

Hinsichtlich der Depot-Form finden sich in erster Linie Vergleichsstudien zum Fluphenazindecanoat. Dabei erscheint das Flupentixoldecanoat bezüglich Wirksamkeit und Nebenwirkungsprofil gleichwertig bis überlegen. Auch gegenüber anderen Depot-Neuroleptika zeigen sich für das Flupentixoldecanoat keine Nachteile. Aufgrund der wenig sedierenden Wirkung, der insgesamt guten Verträglichkeit sowie der praktikablen Dosierungsintervalle von 2 bis 3 Wochen findet es in der Indikation als depot-neuroleptische Langzeitmedikation breiten Einsatz.

Um die Frage einer spezifischen Wirksamkeit des Flupentixol besser beurteilen zu können, sind weitere kontrollierte, längerfristige, klinische Studien, bei denen spezifische, standardisierte Meßinstrumente zur Erfassung der Negativsymptomatik eingesetzt und sekundäre Einflußfaktoren besser kontrolliert werden, erforderlich.

Literatur

Agrup AL, Bengtsson A, Erlandsson K, Gottfries CG, Witzell OG (1974) Flupenthixol decanoate – controlled investigation concerning dosage. Acta Psychiatr Scand Suppl 255:7–14

Angst J, Stassen HH, Woggon B (1989) Effect of neuroleptics on positive and negative symptoms and the deficit state. Psychopharmacology 99:41–46

Anonymous (1987) The Scottish First Episode Schizophrenia Study. II. Treatment: pimozide versus flupenthixol. The Scottish Schizophrenia Research Group. Br J Psychiatry 150:334–338

Arihan AG, Göktürk S (1997) Efficacy and tolerability of flupenthixol in the treatment of psychiatric illness. Acta Pharmaceutica Turcica 39, 1:7–10

Astrup C, Grimgard A, Hebnes K, Kruse JA, Lid M (1974) A study of flupenthixol decanoate and pipotiazine undecylenate in schizophrenics. Acta Psychiatr Scand 50:481–491

Balant GA, Eisele R, Aeschlimann JM, Balant LP, Garrone G (1985) Plasma flupentixol concentrations and clinical response in acute schizophrenia. Ther Drug Monit 7: 411–414

Benkert O, Hippius H (1996) Psychiatrische Pharmakotherapie. Springer, Berlin Heidelberg, 6. Aufl.

Brown-Thomsen J (1973) Review of clinical trials with pipotiazine, pipotiazine undecylenate and pipotiazine palmitate. Acta Psychiatr Scand Suppl 241:119–138

Carney MW (1973) Flupenthixol and the out-patient maintenance treatment of schizophrenia. Br J Psychiatry 122:371

Carney MW, Sheffield BF (1973) The long-term maintenance treatment of schizophrenic out-patients with depot flupenthixol. Curr Med Res Opin 1:423–426

Carpenter WT, Heinrichs DW, Alphs LD (1985) Treatment of negative symptoms. Schizophr Bull 11:440–452

Chowdhury ME, Chacon C (1980) Depot fluphenazine and flupenthixol in the treatment of stabilized schizophrenics. A double-blind comparative trial. Compr Psychiatry 21: 135–139

Crow TJ, Cross AJ, Johnstone EC, Owen F, Owens DG, Waddington JL (1982) Abnormal involuntary movements in schizophrenia: are they related to the disease process or its treatment? Are they associated with changes in dopamine receptors? J Clin Psychopharmacol 2:336–340

Crow TJ (1985) The two-syndrome concept: origins and current status. Schizophr Bull 11: 471–486

Dencker SJ, Axelsson R (1996) Optimierung der Therapie mit Depotneuroleptika. CNS Drugs 6, 5:367–381

Eberhard G, Hellbom E (1986) Haloperidol decanoate and flupenthixol decanoate in schizophrenia. A long-term double-blind cross-over comparison. Acta Psychiatr Scand 74:255–262

Ehmann TS, Delva NJ, Beninger RJ (1987) Flupenthixol in chronic schizophrenic inpatients: a controlled comparison with haloperidol. J Clin Psychopharmacol 7:173–175

Eufe R, Wegener G (1979) Doppelblindvergleich von 2 Depotneuroleptika (Perphenazinönanthat und Flupentixoldecanoat) bei chronischer Schizophrenie. Nervenarzt 50: 534–539

Fenton WS, McGlashan TH (1991) Natural history of schizophrenia subtypes: Positive and negative symptoms and long-term course. Arch Gen Psychiatry 48:978–986

Fiolet J (1981) Experience with depot neuroleptics in ambulatory practice. Acta Psychiatr Belg 81:182–188

Floru L, Heinrich K, Wittek F (1975) The problem of post-psychotic schizophrenic depressions and their pharmacological induction. Long-term studies with fluspirilene and penfluridol and single-blind trial with fluphenazine-decanoate and flupenthixol-decanoate. Int Pharmacopsychiatry 10:230–239

Gaebel W (1990) Erfassung und Differenzierung schizophrener Minussymptomatik mit objektiven verhaltensanalytischen Methoden. In: Möller H-J et al (Hrsg) Neuere Ansätze zur Diagnostik und Therapie schizophrener Minussymptomatik. Springer, Berlin, S 79–90

Gerlach J, Kramp P, Kristjansen P, Lauritsen B, Lühdorf K, Munkvad I (1975) Peroral and parenteral administration of longacting neuroleptics: A double-blind study of penfluridol compared to flupenthixol decanoate in the treatment of schizophrenia. Acta Psychatr Scand 52:132

Gottfries CG (1971) Flupenthixol and trifluoperazine: a double-blind investigation in the treatment of schizophrenics. Br J Psychiatry 119:547–548

Gottfries CG, Green L (1974) Flupenthixol decanoate in treatment of out-patients. Acta Psychiatr Scand Suppl 255:15–24

Gross H, Kaltenbäck E (1965) Flupentixol, ein neues Neuroleptikum aus der Thioxanthenreihe (Klinische Erfahrungen bei einem psychiatrischen Krankengut). Acta Pychiatr Scand 41:42–56

Gross H, Kaltenbäck E (1972) Klinische Erfahrungen mit Flupentixoldecanoat (Fluanxol-Depot) bei chronischen Psychosen. Wien Klin Wochenschr 84:80–84

Gruber AJ, Cole JO (1991) Antidepressant effects of flupentixol. Pharmacotherapy 11, 6: 450–459

Haider I (1985) Flupenthixol decanoate (fluanxol depot) in the treatment of chronic schizophrenic patients. J Pak Med Assoc 35:286–289

Hamilton M, Card IR, Wallis GG, Mahmoud MR (1979) A comparative trial of the decanoates of flupenthixol and fluphenazine. Psychopharmacology Berl 64:225–229

Haslam MT, Bromham BM, Schiff AA (1975) A comparative trial of fluphenazine decanoate and flupenthixol decanoate. Acta Psychiatr Scand 51:92–100

Heinrich K (1967) Zur Bedeutung des postremissiven Erschöpfungssyndroms für die Rehabilitation Schizophrener. Nervenarzt 38:487–491

Helmchen H, Hippius H (1969) Pharmakogene Depression. In: Hippius H, Selbach H (Hrsg) Das depressive Syndrom. Urban & Schwarzenberg, München

Hillert A, Philipp M, Gattaz WF, Sauer H, Adler G, Wetzel H (1994) Amisulpride versus flupentixol in the treatment of schizophrenia with predominant positive symptomatology: A controlled double-blind study. Neuropsychopharmacology 10, 3 Suppl 2:31

Hogarty GE, Goldberg SC, Schooler NR, Ulrich RF (1974) Drug and sociotherapy in the aftercare of schizophrenic patients: two year relapse rates. Arch Gen Psychiatry 31: 603–608

Huang J, Yinliang S, Chenghua C, De Z, Huimin Z, Fusheng L, Liqun Y, Peng L, Suwen G, Hongxun W, Benshu X, Zhiwei S, Hu Z (1995) Untersuchung der therapeutischen Wirksamkeit von Flupentixol bei der Behandlung von Patienten mit chronischer Schizophrenie vom Typ II. Chin J Neurol Psychiatry 28:269–272

Jakobitsch A, Haug HJ, Greger J, Osterheide M, Pach J, Sprenger R, Tegeler J, Budde G (1996) Non-Compliance und fehlende Indikation zur Depotbehandlung als Ausschlußgründe für eine adäquate Rezidivprophylaxe. Psychiatr Prax 23:236–239

Johnson DA (1977) Practical considerations in the use of depot neuroleptics for the treatment of schizophrenia. Br J Hosp Med 17:546–558

Johnson DA, Malik NA (1975) A double-blind comparison of fluphenazine decanoate and flupenthixol decanoate in the treatment of acute schizophrenia. Acta Psychiatr Scand 51:257–267

Johnson DA (1979) Further observations on the duration of depot neuroleptic maintenance therapy in schizophrenia. Br J Psychiatry 135:524–530

Johnson DA (1981) Depressions in schizophrenia: some observations on prevalence, etiology and treatment. Acta Psychiatr Scand Suppl 291:137–144

Johnson DA (1981) Studies of depressive symptoms in schizophrenia. Br J Psychiatry 139: 89–101

Johnson DA, Pasterski G, Ludlow JM, Street K, Taylor RD (1983) The discontinuance of maintenance neuroleptic therapy in chronic schizophrenic patients: drug and social consequences. Acta Psychiatr Scand 67:339–352

Johnson DA, Ludlow JM, Street K, Taylor RD (1987) Double-blind comparison of half-dose and standard-dose flupenthixol decanoate in the maintenance treatment of stabilised out-patients with schizophrenia. Br J Psychiatry 151:634–638

Keefe RS, Mohs RC, Losonczy MF (1987) Characteristics of very poor outcome in schizophrenia. Am J Psychiatry 144:889–895

Kelly HB, Freeman HL, Banning B, Schiff AA (1977) Clinical and social comparison of fluphenazine decanoate and flupenthixol decanoate in the community maintenance therapy of schizophrenia. Int Pharmacopsychiatry 12:54–64

Kissling W, Möller H-J, Bäuml J, Dietzfelbinger T, Winter I (1990) Fluanxol Depot 10% versus Haloperidoldecanoat – Dosierung und Applikationsintervalle. Thioxanthene in der neuroleptischen Behandlung:199–212

Kistrup K, Gerlach J, Aaes JT, Larsen NE (1991) Perphenazine decanoate and cis(z)-flupentixol decanoate in maintenance treatment of schizophrenic outpatients. Serum levels at the minimum effective dose. Psychopharmacology Berl 105:42–48

Knights A, Okasha MS, Salih MA, Hirsch SR (1979) Depressive and extrapyramidal symptoms and clinical effects: a trial of fluphenazine versus flupenthixol in maintenance of schizophrenic out-patients. Br J Psychiatry 135:515–523

Knights A, Hirsch SR (1981) „Revealed" depression and drug treatment for schizophrenia. Arch Gen Psychiatry 38:806–811

Knudsen P (1985) Chemotherapy with neuroleptics. Clinical and pharmacokinetic aspects with a particular view to depot preparations. Acta Psychiatr Scand Suppl 322:51–75

Kong DS, Yeo SH (1985) Flupenthixol decanoate and fluphenazine decanoate in chronic schizophrenia. Singapore Med J 26:551–555

Malm U (1970) Intramuscular long-acting fluphenazine in the treatment of schizophrenia. Acta Psychiatr Scand 46:225–237

Martyns-Yellowe I (1993) The decanoates of flupenthixol and clopenthixol in the treatment of chronic schizophrenic in-patients. Implications for community psychiatry. West Afr J Med 12:110–113

Martyns-Yellowe I (1994) The positive and negative symptoms of schizophrenia: patterns of response to depot neuroleptic treatment. West Afr J Med 13:200–203

Mayer-Walcher H (1974) Erfahrungen mit dem Neuroleptikum Fluanxol Depot. Therapiewoche 24:1437–1443

McCreadie RG, Wiles D, Grant S, Crockett GT, Mahmood Z, Livingston MG, Watt JA, Greene JG, Kershaw PW, Todd NA et al (1989) The Scottish First Episode Schizophrenia Study. VII. Two-year follow-up. Scottish Schizophrenia Research Group. Acta Psychiatr Scand 80:597–602

Meltzer HY, Zureick J (1989) Negative symptoms in schizophrenia: a target for new drug development. In: Dahl SG, Gram LF (Hrsg) Clinical Pharmacology in Psychiatry. Springer, Berlin, S 365–376

Merskey H (1986) Some observations on low dose flupenthixol for affective illness. Can J Psychiatry 31,5:485

Möller H-J (1993) Neuroleptic treatment of negative symptoms in schizophrenic patients. Efficacy problems and methodological difficulties. Eur Neuropsychopharmacol 3:1–11

Möller H-J (1995) The negative component in schizophrenia. Acta Psychiatr Scand 91, Suppl 388:11–14

Ollerenshaw DP (1973) The classification of the functional psychoses. Br J Psychiatry 122:517–530

Pach J, Finkbeiner T, Greger J, Haug J, Osterheider M, Tegeler J. Positiv- und Negativsymptomatik bei chronisch schizophrenen Patienten unter Erhaltungstherapie mit Flupentixoldecanoat im 12-Monatsverlauf. Fortschr Neurol Psychiatr (in Druck)

Parent M, Toussaint C (1983) Flupenthixol versus haloperidol in acute psychosis. Pharmatherapeutica 3:354–364

Pinto R, Bannerjee A, Ghosh N (1979) A double-blind comparison of flupenthixol decanoate and fluphenazine decanoate in the treatment of chronic schizophrenia. Acta Psychiatr Scand 60:313–322

Rifkin A (1981) The risks of longterm neuroleptic treatment of schizophrenia: especially depression and akinesia. Acta Psychiatr Scand Suppl 291:129–134

Robertson MM, Trimble MR (1981) Neuroleptics as antidepressants. Neuropharmacology 20:1335–1336

Saikia JK, Jörgensen A (1983) Steady-state serum concentrations after cis(z)-flupenthixol decanoate in Viscoleo. Psychopharmacology 80:371–373

Temkov I (1972) Home treatment of schizophrenics with long-acting major tranquilizers: Social and psychological assessment. Psychopharmacologia 26 Suppl:108

Trimble MR, Robertson MM (1983) Flupenthixol in depression. J Affect Disord 5:81–89

Trueman HR, Valentine MG (1974) Flupenthixol decanoate in schizophrenia. Br J Psychiatry 124:58–59

Vanelle JM (1996) Profil d'action des neuroleptiques dans les schizophrénies déficitaires. Encéphale 22 Spec No 2:33–39

Vichaiya V (1980) Clinical trial of flupenthixol decanoate in chronic withdrawn schizophrenic patients. J Med Assoc Thai 63:205–209

Wistedt B (1981) A depot neuroleptic withdrawal study. A controlled study of the clinical effects of the withdrawal of depot fluphenazine decanoate and depot flupenthixol decanoate in chronic schizophrenic patients. Acta Psychiatr Scand 64:65–84

Wistedt B, Jorgensen A, Wiles D (1982) A depot neuroleptic withdrawal study. Plasma concentration of fluphenazine and flupenthixol and relapse frequency. Psychopharmacology Berl 78:301–304

Wistedt B, Ranta J (1983) Comparative double-blind study of flupenthixol decanoate and fluphenazine decanoate in the treatment of patients relapsing in a schizophrenic symptomatology. Acta Psychiatr Scand 67:378–388

Wistedt B, Palmstierna T (1983) Depressive symptoms in chronic schizophrenic patients after withdrawal of long-acting neuroleptics. J Clin Psychiatry 44:369–371

Woggon B, Angst J, Margoses N (1975) Gegenwärtiger Stand der neuroleptischen Langzeitbehandlung der Schizophrenie. Nervenarzt 46:611–616

Wirkung von Flupentixol auf Negativsymptomatik und depressive Syndrome bei schizophrenen Patienten

B. Bandelow

Einleitung

Es herrscht die verbreitete Ansicht, daß zwischen den verschiedenen typischen Neuroleptika kaum Wirkungsunterschiede bestehen (wenn geeignete Äquivalenzdosen verwendet werden). Daher gibt es keinen Konsens über bestimmte differentielle Indikationen der klassischen Neuroleptika. Dennoch lohnt es sich, Studien zur unterschiedlichen Wirkung klassischer Neuroleptika bei Negativsymptomatik und depressiven Syndromen näher zu betrachten. Hier kommt dem klassischen Neuroleptikum Flupentixol eine besondere Bedeutung zu.

Negativsymptomatik bei Schizophrenie

Nach einer floriden schizophrenen Episode, die zum größten Teil durch die Positiv- oder Plussymptomatik, wie Wahn und Halluzination, bestimmt wird, tritt meist ein Zustand zutage, der mit dem Begriff „Negativ"- oder „Minussyndrom" bezeichnet wird. Die Patienten wirken in diesem Stadium weniger gequält, gespannt, mißtrauisch oder aggressiv als während einer floriden psychotischen Episode, so daß die Umgebung die Patienten während dieser Phase als weniger auffällig empfindet. Auch die Patienten empfinden diesen Zustand als weniger quälend als die floride psychotische Episode. Dennoch ist die psychische Situation der Patienten in dieser Phase erheblich gestört: Sie vermeiden Kontakte mit ihren Mitmenschen, reduzieren berufliche oder soziale Aktivitäten, vernachlässigen die Körperpflege und sind oft nicht in der Lage, sich selbst ausreichend zu versorgen. Der Affekt ist verarmt. Positiv- und Negativsyndrome können auch nebeneinander auftreten; auch während der floriden Psychose besteht meist im Hintergrund die Negativsymptomatik weiter. Bei bestimmten schizophrenen Verlaufsformen steht die Negativsymptomatik gänzlich im Vordergrund. Bei der hebephrenen Schizophrenie und bei anderen undifferenzierten Formen stehen Affekt- und Antriebsstörungen im Vordergrund, während Positivsymptome, wie systematische Wahnideen, meist fehlen. Der Affekt ist dabei flach bzw. inadäquat.

Während alle Neuroleptika die Positivsymptomatik der Schizophrenie sehr gut beeinflussen können, zeigen sich bei der Behandlung der Negativsyndrome oft weniger deutliche Erfolge. Es ist zwar nicht richtig, daß klassische Neuroleptika die Negativsymptomatik gänzlich unbeeinflußt lassen oder verschlechtern. Gerade die Untersuchungen mit atypischen Neuroleptika in den letzten Jahren haben gezeigt, daß nicht nur unter den neuen Substanzen, sondern auch unter der jeweiligen typischen Referenzsubstanz (wie z. B. Haloperidol) manchmal eine signifikante Besserung der Negativsymptomatik eintrat.

Die Negativsymptomatik ist zu Beginn der Neuroleptikaära relativ unbeachtet geblieben. Ein Grund hierfür ist sicherlich, daß die Patienten hauptsächlich dann stationär aufgenommen werden, wenn sie „positive" Symptome, wie paranoide Ideen, Halluzinationen oder Aggressivität, zeigen. Dennoch führt auch die Negativsymptomatik zu einer eingreifenden Einschränkung der Lebensqualität der Patienten. Aber auch die Kosten, die durch die Negativsymptomatik wegen der notwendigen Betreuung der Patienten und wegen ihrer mangelnden Arbeitsfähigkeit entstehen, sind zu beachten.

In den letzten Jahren kam es daher zu einer verstärkten Aufmerksamkeit der Schizophrenieforscher für die Negativsymptomatik. In den früheren Untersuchungen zur Wirkung der Neuoleptika finden sich nur wenige Hinweise zu den Unterschieden zwischen verschiedenen klassischen Neuroleptika im Hinblick auf ihre Wirkung bei Negativsymptomatik. Dies mag auch mit der Verwendung von Untersuchungsinstrumenten zusammenhängen. Erst nach der Einführung von Skalen wie der „Scale for the Assessment of Negative Symptoms" (Andreasen 1989) und der „Positive and Negative Syndrome Scale" (Kay et al. 1989) konnte eine differenzierte Untersuchung dieser Syndrome erfolgen.

Hypothesen zur Ursache negativer Syndrome

Über die Ursache der Negativsymptomatik kann zur Zeit nur spekuliert werden. In der nahen Zukunft könnten bildgebende Verfahren Aufschluß geben, die bei Schizophrenen Korrelationen zwischen der Negativsymptomatik und Gehirnveränderungen in frontalen und temporolimbischen Strukturen sowie in den Basalganglien fanden (Kotrla u. Weinberger 1995). Während die konventionelle Dopaminhypothese lediglich eine Störung des limbischen Systems fordert, mehren sich in den letzten Jahren Hinweise, daß auch andere Gehirnstrukturen bei schizophrenen Patienten beeinträchtigt sind. In Computertomographieuntersuchungen (CT) fanden sich in den meisten von über 80 Studien Veränderungen gegenüber Kontrollpersonen vor allem im Bereich der Ventrikel sowie Sulkuserweiterungen der kortikalen Oberfläche. In Magnetresonanztomographie-Untersuchungen (MRT) fanden sich diskrete, 10–15%ige Reduktionen der Temporallappen oder auch eine diffuse Volumenabnahme der frontalen, parietalen und temporalen sekundären Assoziationsgebiete. In der Positronenemissionstomographie (PET) fand man Zeichen eines verminderten frontalen Metabolismus, und zwar auch bei nicht mit Neuroleptika vorbehandelten Patienten. Diese Veränderungen sind in der Regel bei Beginn der Erkrankung bereits vorhanden und nehmen mit fortschreitender Krankheit nicht mehr deutlich zu.

Behandlung der Negativsymptomatik

Während typische Neuroleptika in der Regel die schizophrene Negativsymptomatik in geringerem Maße bessern als die Positivsymptome (Angrist et al. 1980, Crow 1980, Johnstone et al. 1979, Serafetinides et al. 1972), wurden unter dem atypischen Neuroleptikum Clozapin Besserungen der Negativsymptome beobachtet (Kane et al. 1988). Auch andere atypische Neuroleptika wurden auf ihre Wirkung bei Negativsymptomatik untersucht. Zu Risperidon, Olanzapin und Sertindol liegen Untersuchungen vor, die im Vergleich zu Haloperidol eine günstigere Wirkung bei Negativsymptomatik zeigten (Marder u. Maibach 1994, Peuskens 1995, Tandon et al. 1997, Tollefson u. Sanger 1997).

Verschiedene andere dopaminerge Substanzen haben außerdem nach Übersichten von Müller-Spahn und Thomma (1991) und Lindenmayer (1995) in vorläufigen Studien einen Einfluß auf die Negativsymptomatik zeigen können. Dazu gehören Dopaminagonisten (Levodopa, Amphetamine, Bromocriptin), partielle Dopaminagonisten sowie Dopaminautorezeptoragonisten. Weiterhin wurde versucht, die Negativsymptomatik mit trizyklischen Antidepressiva, selektiven Serotoninwiederaufnahmehemmern oder MAO-Inhibitoren zu behandeln (Lindenmayer 1995).

Depressive Syndrome bei Schizophrenie

Negative und depressive Syndrome bei Schizophrenen werden häufig in einem Atemzug genannt. Bei oberflächlicher Betrachtung gibt es Überschneidungen zwischen diesen beiden Syndromen. Sozialer Rückzug, Antriebsarmut und Interessenverlust können bei beiden Syndromen vorkommen. Die Tabelle 1 zeigt, welche Symptome für die Unterscheidung depressiver und negativer Syndrome geeignet sind. Ein wesentlicher Unterschied

Tabelle 1. Symptome, die eine Unterscheidung zwischen negativen und depressiven Syndromen schizophrener Patienten ermöglichen

Nur beim Negativsyndrom	Bei beiden Syndromen (Unterscheidung nicht möglich)	Nur beim depressiven Syndrom
– Affektverflachung bzw. parathymer Affekt – Modulationsarmut – Autismus	– Interessenverlust – Emotionaler Rückzug – Vermeidung von Außenkontakten – Apathie, psychomotorische Hemmung – Antriebsarmut, berufliche Leistungsminderung – Vernachlässigung der Körperpflege – Mangelnde Reagibilität auf negative oder positive Ereignisse	– Niedergeschlagene, depressive Stimmung – Suizidgedanken (unabhängig von Wahnideen oder imperativen Stimmen) – Appetitverlust, Gewichtsabnahme – Schlafstörungen (z. B. Früherwachen) – Typische depressive Wahninhalte (Verarmungs-, Versündigungs-, Katastrophenwahn) – Tagesschwankung

besteht im Affekt: Während beim negativen Syndrom ein flacher Affekt vorherrscht, ist die Stimmung bei depressiven Syndromen gedrückt, traurig, depressiv – aber nicht affektarm. Allgemein ist bekannt, daß Schizophrenieverlaufsformen mit vorwiegend negativer Symptomatik eine ungünstige Prognose vor allem im Hinblick auf die soziale Integration haben (Andreasen 1986). Affektvolle Erkrankungen dagegen haben sogar eine günstigere Prognose als die eigentlichen Schizophrenien. Geht man davon aus, daß fließende Übergänge zwischen den Schizophrenien, den schizoaffektiven Psychosen und den manisch-depressiven Erkrankungen bestehen, so ist die Prognose um so günstiger, je mehr Affekte, seien sie manischer oder depressiver Natur, vorhanden sind. So paradox es klingen mag, ist also ein depressives Syndrom bei einer Schizophrenie bei manchen Patienten ein Zeichen für eine günstigere Prognose.

Hypothesen zur Ursache depressiver Syndrome bei Schizophrenen

Es gibt verschiedene Hypothesen, mit denen depressive Syndrome bei Schizophrenen erklärt werden (Bandelow et al., 1990):

1. *„Natürlicher Verlauf"*. Bei dieser Hypothese gehören depressive Syndrome zum natürlichen Verlauf einer schizophrenen Episode, und zwar unabhängig von der neuroleptischen Therapie. Kraepelin 1913, Bleuler 1911 und Conrad 1987 haben diese Syndrome schon lange vor der neuroleptischen Ära beschrieben.
2. *„Demaskierte Depression"*. Diese Hypothese vermutet, daß die bei Schizophrenen beobachteten depressiven Syndrome auch schon während einer akuten psychotischen Episode vorhanden sind, aber wegen der vorherrschenden paranoid-halluzinatorischen Symptomatik in den Hintergrund getreten sind (Hirsch 1982). Die postpsychotische Depression ist demnach ein Symptomenkomplex, der unter der neuroleptischen Behandlung langsamer remittiert als die akute psychotische Reaktion (McGlashan u. Carpenter 1976). Manche Autoren beschreiben ein Abnehmen der Depressionswerte während der Behandlung einer psychotischen Episode mit Neuroleptika (Donlon et al. 1976, House et al. 1987, Knights u. Hirsch 1981, Müller 1981).
3. *„Verständliche Reaktion"*. Nach dieser Hypothese, die von McGlashan und Carpenter (1976) aufgestellt wurde, wird angenommen, daß die postpsychotische Depression dann auftritt, wenn der Patient am Ende einer psychotischen Episode Einsicht in seine Krankheit gewinnt und seine ungünstige Lage erkennt.
4. *„Falsche Diagnose"*. Bei dieser Hypothese wird angenommen, daß die Diagnose einer Schizophrenie in Frage gestellt werden sollte, wenn depressive Episoden auftreten (Drake u. Cotton 1986, Goplerud u. Depue 1978). Die richtigere Diagnose wäre dann eine schizoaffektive Störung. Bei manchen Autoren wurden schizoaffektive Patienten auch ausdrücklich in die Untersuchungen über Depressionen bei Schizophrenen mit eingeschlossen (Salama 1988).

5. *„Zufälliges Zusammentreffen"*. Hier wird angenommen, daß es sich bei einer postpsychotischen Depression um ein zufälliges Zusammentreffen zweier psychischer Erkrankungen handelt. Dies wäre aber statistisch unwahrscheinlich (Knights u. Hirsch 1981).
6. *„Negativsyndrom"-Hypothese*. Nach dieser Hypothese wird angenommen, daß es sich bei postpsychotischen Depressionen um die Verkennung einer Negativsymptomatik handelt (Heinrich 1967). McGlashan benützte den Begriff „Aphanisis" für ein pseudodepressives Syndrom, das mehr dem Negativsyndrom als einer Depression ähnelt (McGlashan 1982).
7. *„Pharmakogene Depression"*. Nach dieser Hypothese werden depressive Syndrome direkt durch die neuroleptische Behandlung ausgelöst. Frühe Beobachtungen von Helmchen und Hippius (1967) sowie von Heinrich (1967) zeigten diese Möglichkeit auf. Andere Autoren fanden keine Korrelation zwischen der neuroleptischen Dosis und Depression (Barnes et al. 1989, Berrios u. Bulbena 1987). Doppelblindstudien zeigten unterschiedliche Ergebnisse: Hogarty und Munetz (1984) fanden in Hinblick auf depressive Syndrome keinen Unterschied zwischen Chlorpromazin und Plazebo. Müller (1981) fand depressive Syndrome bei 19 von 25 mit Neuroleptika behandelten Patienten (76%) aber nur bei 3 von 25 Patienten in der Plazebokontrollgruppe (25%). Nach Wistedt (1984) kommen bei nicht remittierten Plazebopatienten mehr Depressionen als bei nicht remittierten, mit Neuroleptika behandelten Patienten vor. Bandelow et al. (1992) untersuchten in einer offenen Studie depressive Syndrome bei Patienten mit und ohne Neuroleptikabehandlung und fanden bei den behandelten Patienten häufiger depressive Syndrome.
8. *„Akinetische Depression"*. Zwischen Depressionsratings und Akinesie wurden Korrelationen gefunden (Rifkin u. Klein 1975, Van Putten u. May 1978). Eine statistische Korrelation zwischen Parkinsonismus und Depression könnte zwei Gründe haben: Zum einen könnte die Depression einen realen toxischen Effekt darstellen, der möglicherweise durch die Blockade dopaminerger Rezeptoren im mikrostriatalen System ausgelöst wird. Depressionen treten bei Patienten mit Morbus Parkinson nicht allzu selten auf. Eine weitere Erklärung wäre, daß Psychiater die Akinesie als depressives Syndrom mißgedeutet haben („akinetische Pseudodepression").

Behandlung depressiver Syndrome bei Schizophrenen

Abhängig von der Meinung über den Ursprung der Depression bei Schizophrenen gibt es natürlich auch unterschiedliche Ansichten zur Behandlung dieser Syndrome. Siris und Strahan 1988 empfehlen Antidepressiva (z.B. Imipramin) zur Behandlung der postpsychotischen Depression. Andere Autoren befürchten die Exazerbation halluzinatorischer Syndrome und Denkstörungen durch Antidepressiva (Prusoff et al. 1979). Becker (1983) verglich eine Monotherapie mit Neuroleptika mit einer Neuroleptika-Antidepressiva-Kombination. Die Zugabe des Antidepressivums ergab keine Verbesserung der Wirkung. Die Zugabe von Anticholinergika erbrachte widersprüchliche Ergebnisse (Siris u. Strahan 1988).

Flupentixol bei Negativsymptomatik und depressiven Syndromen bei Schizophrenie

Vorliegende Studien

Mehrere Studien gingen der klinischen Vermutung nach, daß sich negative oder depressive Syndrome bei Schizophrenien unter Flupentixol stärker bessern als unter anderen typischen Neuroleptika (Tabelle 2). Vier Studien untersuchten die Wirkung typischer Neuroleptika auf negative bzw. anergische oder apathische Syndrome. In drei dieser Studien war Flupentixol der Vergleichssubstanz (Fluphenazin, Haloperidol und Chlorpromazin) überlegen, in einer Studie wurde kein Unterschied zu Fluphenazin gefunden.

Bei affektiven bzw. depressiven Symptomen fand sich in vier Studien ein Vorteil gegenüber den typischen Neuroleptika Fluphenazin oder Haloperidol; in einer weiteren Untersuchung ergab sich im Trend eine bessere Wirkung, aber kein signifikanter Unterschied zu Fluphenazin. Zwei Studien fanden keinen Unterschied zu Fluphenazin.

Insgesamt spricht also die überwiegende Zahl der vorliegenden Studien für einen besseren Effekt von Flupentixol bei negativen und depressiven Syndromen.

Flupentixol löst außerdem im Gegensatz zu anderen typischen Neuroleptika keine pharmakogenen Depressionen aus (Bandelow et al. 1992): Schizophrene Patienten wurden in dieser Studie auf das Vorhandensein depressiver Syndrome untersucht. Hierzu wurden die folgenden Skalen benutzt, die geeignet sind, bei schizophrenen Patienten depressive Syndrome zu messen: der Faktor „Anxiety/Depression" der Brief Psychiatric Rating Scale (Overall u. Gorham 1976), der Faktor „Depression" der AMDP-Skala (Arbeitsgemeinschaft für Methodik und Dokumentation in der Psychiatrie; Pietzcker et al. 1983) sowie die Selbstbeurteilungsskala PD-S_D (Paranoid-Depressivitäts-Skala; von Zerssen u. Koeller 1976). Bei zwei Meßzeitpunkten (nach ein und zwei Jahren) waren die Depressionswerte auf den genannten Skalen bei denjenigen Patienten, die in den letzten vier Wochen vor der Untersuchung keine Neuroleptika erhalten hatten, im Vergleich zu den mit Neuroleptika behandelten Patienten signifikant geringer. Während unter verschiedenen klassischen Neuroleptika, aber auch unter Clozapin, depressive Syndrome stärker ausgeprägt waren als bei unbehandelten Patienten, waren unter Flupentixol die Depressionswerte sogar niedriger (Tabelle 3). Auf eine statistische Auswertung wurde allerdings wegen der Vielzahl der möglichen Vergleiche verzichtet. Zu bedenken ist auch, daß es sich hier um eine offene, nichtrandomisierte Studie handelte.

An dieser Stelle müssen auch Untersuchungen zur Behandlung von Depressionen (bei Nichtschizophrenen) mit Flupentixol erwähnt werden. Depressionen werden heute in erster Linie mit Antidepressiva behandelt; der Einsatz von Neuroleptika bei Depressionen wird jetzt kritischer gesehen als in den 80er Jahren. Dennoch zeigt eine Vielzahl von Studien, daß die antidepressive Wirkung von Flupentixol auch den Vergleich mit Standardantidepressiva standhält (Grillage 1986, Hostmaelingen et al. 1989, Johnson 1989, Majid 1986, Maragaskis 1990, Sederberg-Olsen et al. 1981, Tam et al. 1982, Wheatley 1983, Young et al. 1987).

Tabelle 2. Flupentixol bei Negativsymptomatik und depressiven Syndromen im Rahmen einer Schizophrenie (Doppelblindstudien; Einfachblindstudie); c.o. = Crossover; > wirkt besser

Autoren	Patienten (n)	Syndrom	Wirkung
Eufe und Wegener 1979	30	Antriebsmangel, psychomot. Hemmung	Flupentixol > Fluphenazin
Hamilton et al. 1979	40	Affektive Syndrome	Flupentixol > Fluphenazin
Haslam et al. 1975	24 c.o.	Anergie, Apathie, Depression	Flupentixol = Fluphenazin
Johnson und Malik 1975	51	Niedergedrückte Stimmung, Depression	Flupentixol > Fluphenazin
Jianping et al. 1995[a]	59	Patienten mit vorwiegend Negativsymptomatik	Flupentixol > Chlorpromazin
Knights et al. 1979	57	Depressive Syndrome	Flupentixol = Fluphenazin
Parent und Toussaint 1983	40	Negativsymptomatik, depressive Symptomatik	Flupentixol > Haloperidol
Pinto et al. 1979	64	Angst/Depression (BPRS)	Flupentixol > Fluphenazin
Wistedt 1981	41	Depressive Syndrome	Flupentixol > Fluphenazin (Trend)

[a] Einfachblindstudie

Tabelle 3. Mittelwerte der Depressionsskalen bei Patienten unter Behandlung mit verschiedenen Neuroleptika und bei unbehandelten Patienten (BPRSAD: Brief Psychiatric Rating Scale anxiety-depression; AMDP$_D$: Arbeitsgemeinschaft für Methodik und Dokumentation in der Psychiatrie – Depression; PD-S$_D$: Paranoid-Depressivitätsskala – Selbstbeurteilung/Depression)

Medikament	AMDP$_D$			BPRS$_{AD}$			PD-S$_D$		
	1 Jahr	Patienten (n)	2 Jahre	Patienten (n)	1 Jahr	Patienten (n)	2 Jahre	Patienten (n)	1 Jahr	Patienten (n)	2 Jahre	Patienten (n)
Ohne Neuroleptika	1,20	51	0,94	35	5,47	51	5,40	35	7,3	47	8,52	33
Perazin	1,68	25	1,75	16	6,28	25	6,18	16	8,41	24	9,85	14
Clozapin	2,75	16	2,89	9	7,18	16	6,33	9	14,08	13	10,89	9
Haloperidol	2,50	14	4,31	16	5,92	14	6,68	16	10,77	13	10,91	16
Fluphenazin	3,26	15	2,36	11	7,33	14	6,18	11	12,14	14	9,63	11
Flupentixol	2,18	22	0,73	15	6,18	22	4,73	15	8,91	22	7,86	14

Mögliche molekularbiologische Hintergründe

Wie kann die günstige Wirkung des Flupentixols auf negative und depressive Syndrome erklärt werden? Die einzigartigen Eigenschaften des atypischen Neuroleptikums Clozapin, zu denen neben der Wirkung bei Non-Response und dem Fehlen extrapyramidaler Nebenwirkungen auch die Wirkung bei Negativsymptomatik zählt, können möglichweise durch sein spezielles Rezeptorbindungsprofil erklärt werden (Bandelow u. Rüther 1997). Aus den Rezeptorbindungseigenschaften, die Clozapin von den meisten klassischen Neuroleptika wie Haloperidol unterscheidet, wurde geschlossen, daß ein hohes Verhältnis der Dopamin-D_1- zur Dopamin-D_2-Blockade (Lynch 1992) oder ein hohes Verhältnis der Serotonin-5-HT_2- zur Dopamin-D_2-Blockade (Meltzer et al. 1989) für die außergewöhnlichen Eigenschaften des Clozapins verantwortlich sind. Vergleicht man nun Flupentixol hinsichtlich dieser Verhältniszahlen, so ähnelt es größenordnungsmäßig mehr den atypischen Substanzen als dem typischen Neuroleptikum Haloperidol (Tabelle 4).

Auch die Blockade von D_3-Rezeptoren ist relativ stark (Leysen et al. 1993). Der D_3-Rezeptor wurde ebenfalls mit der speziellen Wirkung des Clozapins in Verbindung gebracht.

In Positronenemissionstomographie-Untersuchungen konnte auch in vivo eine 36–44%ige D_1-Besetzung demonstriert werden (Farde et al. 1992), die in ihrer Größenordnung dem Wert von Clozapin entspricht (Farde et al. 1994).

Aufgrund des speziellen Rezeptorbindungsprofils von Flupentixol gibt also mehrere plausible Erklärungsmöglichkeiten dafür, daß das Medikament bei negativen oder depressiven Syndromen günstiger wirkt als andere typische Neuroleptika. Die „Nullhypothese", die besagt, daß zwischen den klassischen Neuroleptika eigentlich keine Wirkunterschiede bestehen (bei Verwendung geeigneter Äquivalenzdosen), scheint für den Bereich der negativen und depressiven Syndrome nicht zu gelten, wenn auch diese Befunde durch weitere kontrollierte Studien bestätigt werden sollten.

Tabelle 4. In-vitro-Rezeptorbindungsprofile verschiedener Neuroleptika (Nach W. E. Müller). Je niedriger die Substanzkonzentration (nmol/l), die zur Blockade des jeweiligen Rezeptors nötig ist (K_i-Wert), desto höher die Affinität

Rezeptor	Inhibitionskonstanten K_i (nmol/l)				
	Dopamin D_1	Dopamin D_2	Verhältnis D_1/D_2	Serotonin 5-$HT2_A$	Verhältnis 5-$HT2_A/D_2$
Flupentixol	2,50[b]	6,40[a]	0,39[c]	2,50[a]	0,39[c]
Clozapin	540[c]	150[c]	3,60[c]	3,30[c]	0,02[c]
Risperidon	620[c]	3,30[c]	188[c]	0,16[c]	0,05[c]
Olanzapin	250[c]	17[c]	14,71[c]	1,90[c]	0,11[c]
Haloperidol	270[c]	1,40[c]	193[c]	25[c]	18[c]

[a] Nach Leysen et al. 1993
[b] Nach Meltzer 1989
[c] Nach Schotte et al. 1996

Literatur

Andreasen N, Nasrallah HA, Dunn V et al (1986) Structural abnormalities in the frontal system in schizophrenia. A magnetic resonance imaging study. Arch Gen Psychiatry 43: 136–144

Andreasen NC (1989) The Scale for the Assessment of Negative Symptoms (SANS): conceptual and theoretical foundations. Br J Psychiatry Suppl 7:49–58

Angrist B, Rotrosen J, Gershon S (1980) Differential effects of amphetamine and neuroleptics on negative vs. positive symptoms in schizophrenia. Psychopharmacology Berl 72:17–19

Bandelow B, Müller P, Frick U et al (1992) Depressive syndromes in schizophrenic patients under neuroleptic therapy. ANI Study Group Berlin, Düsseldorf, Göttingen, Munich, Federal Republic of Germany. Eur Arch Psychiatry Clin Neurosci 241:291–295

Bandelow B, Müller P, Gaebel W et al (1990) Depressive syndromes in schizophrenic patients after discharge from hospital. ANI Study Group Berlin, Düsseldorf, Göttingen, Munich. Eur Arch Psychiatry Clin Neurosci 240:113–120

Bandelow B, Rüther E (1997) Antipsychotische Behandlung: jüngste Weiterentwicklungen und pharmakologische Grundlagen. Psychopharmakotherapie 4:6–17

Barnes TR, Curson DA, Liddle PF, Patel M (1989) The nature and prevalence of depression in chronic schizophrenic in-patients. Br J Psychiatry 154:486–491

Becker RE (1983) Implications of the efficacy of thiothixene and a chlorpromazine-imipramine combination for depression in schizophrenia. Am J Psychiatry 140:208–211

Berrios GE, Bulbena A (1987) Post psychotic depression: the Fulbourn cohort. Acta Psychiatr Scand 76:89–93

Bleuler E (1911) Dementia praecox oder die Gruppe der Schizophrenien. In: Aschaffenburg B (ed) Handbuch der Psychiatrie. Deuticke, Leipzig, S 172–173

Conrad K (1987) Die beginnende Schizophrenie. Thieme, Stuttgart

Crow TJ (1980) Molecular pathology of schizophrenia: more than one disease process? Br Med J 280:66–68

Donlon PT, Rada RT, Arora KK (1976) Depression and the reintegration phase of acute schizophrenia. Am J Psychiatry 133:1265–1268

Drake RE, Cotton PG (1986) Depression, hopelessness and suicide in chronic schizophrenia. Br J Psychiatry 148:554–559

Eufe R, Wegener G (1979) Doppelblindvergleich von 2 Depotneuroleptika (Perphenazin-Önanthat und Flupentixoldecanoat) bei chronischer Schizophrenie. Nervenarzt 50: 534–539

Farde L, Nordstrom AL, Nyberg S, Halldin C, Sedvall G (1994) D1-, D2-, and 5-HT2-receptor occupancy in clozapine-treated patients. J Clin Psychiatry 55 Suppl B:67–69

Farde L, Nordstrom AL, Wiesel FA, Pauli S, Halldin C, Sedvall G (1992) Positron emission tomographic analysis of central D1 and D2 dopamine receptor occupancy in patients treated with classical neuroleptics and clozapine. Relation to extrapyramidal side effects. Arch Gen Psychiatry 49:538–544

Goplerud E, Depue RA (1978) The diagnostic ambiguity of postpsychotic depression. Schizophr Bull 4:477–480

Grillage M (1986) Neurotic depression accompanied by somatic symptoms: a double-blind comparison of flupenthixol and diazepam in general practice. Pharmatherapeutica 4: 561–570

Hamilton M, Card IR, Wallis GG, Mahmoud MR (1979) A comparative trial of the decanoates of flupenthixol and fluphenazine. Psychopharmacology Berl 64:225–229

Haslam MT, Bromham BM, Schiff AA (1975) A comparative trail of fluphenazine decanoate and flupenthixol decanoate. Acta Psychiatr Scand 51:92–100

Heinrich K (1967) Zur Bedeutung des postremissiven Erschöpfungs-Syndroms für die Rehabilitation Schizophrener. Nervenarzt 38:487–491

Helmchen H, Hippius H (1967) Depressive Syndrome im Verlauf neuroleptischer Therapie. Nervenarzt 38:455–458

Hirsch SR (1982) Depression ‚revealed' in schizophrenia. Br J Psychiatry 140:421–423

Hogarty GE, Munetz MR (1984) Pharmacogenic depression among outpatient schizophrenic patients: a failure to substantiate. J Clin Psychopharmacol 4:17–24

Hostmaelingen HJ, Asskilt O, Austad SG et al (1989) Primary care treatment of depression in the elderly: a double-blind, multi-centre study of flupentixol („Fluanxol') and sustained-release amitriptyline. Curr Med Res Opin 11:593–599

House A, Bostock J, Cooper J (1987) Depressive syndromes in the year following onset of a first schizophrenic illness*. Br J Psychiatry 151:773–779

Jianping H, Yinliang S, Chenghua C et al (1995) Untersuchung der therapeutischen Wirksamkeit von Flupentixol bei der Behandlung von Patienten mit chronischer Schizophrenie vom Typ II (Übersetzung aus dem Chinesischen). Zhonghua Shenjing Jingshen Kezazhi 24:14–24

Johnson DA (1979) A double-blind comparison of flupentixol, nortriptyline and diazepam in neurotic depression. Acta Psychiatr Scand 59:1–8

Johnson DA, Malik NA (1975) A double-blind comparison of fluphenazine decanoate and flupenthixol decanoate in the treatment of acute schizophrenia. Acta Psychiatr Scand 51:257–267

Johnstone EC, Crow TJ, Frith CD, Carney MW, Price JS (1979) Mechanism of the antipsychotic effect in the treatment of acute schizophrenia. Lancet 1:848–851

Kane J, Honigfeld G, Singer J, Meltzer H (1988) Clozapine for the treatment-resistant schizophrenic. A double-blind comparison with chlorpromazine. Arch Gen Psychiatry 45:789–796

Kay SR, Opler LA, Lindenmayer J-P (1989) The positive and negative syndrome scale (PANSS): rationale and standardisation. Br J Psychiat 155 (Suppl 7):59–65

Knights A, Hirsch SR (1981) „Revealed" depression and drug treatment for schizophrenia. Arch Gen Psychiatry 38:806–811

Knights A, Okasha MS, Salih MA, Hirsch SR (1979) Depressive and extrapyramidal symptoms and clinical effects: a trial of fluphenazine versus flupenthixol in maintenance of schizophrenic out-patients. Br J Psychiatry 135:515–523

Kotrla KJ, Weinberger DR (1995) Brain imaging in schizophrenia. Annu Rev Med 46:113–122

Kraepelin E (1913) Psychiatrie, Bd III (2), 3. Aufl. Able, Leipzig

Leysen JE, Janssen PM, Schotte A, Luyten WH, Megens AA (1993) Interaction of antipsychotic drugs with neurotransmitter receptor sites in vitro and in vivo in relation to pharmacological and clinical effects: role of 5HT2 receptors. Psychopharmacology Berl 112:S40–S54

Lindenmayer JP (1995) New pharmacotherapeutic modalities for negative symptoms in psychosis. Acta Psychiatr Scand Suppl 388:15–19

Lynch MR (1992) Schizophrenia and the D1 receptor: focus on negative symptoms. Prog Neuropsychopharmacol Biol Psychiatry 16:797–832

Majid I (1986) A double-blind comparison of once-daily flupenthixol and mianserin in depressed hospital out-patients. Pharmatherapeutica 4:405–410

Maragakis BP (1990) A double-blind comparison of oral amitriptyline and low-dose intramuscular flupenthixol decanoate in depressive illness. Curr Med Res Opin 12:51–57

Marder SR, Meibach RC (1994) Risperidone in the treatment of schizophrenia. Amer J Psychiatry 151:825–835

McGlashan TH (1982) Aphanisis: the syndrome of pseudo-depression in chronic schizophrenia. Schizophr Bull 8:118–134

McGlashan TH, Carpenter WT Jr (1976) An investigation of the postpsychotic depressive syndrome. Amer J Psychiatry 133:14–19

Meltzer H (1989) Classification of typical and atypical antipsychotic drugs on the basis of dopamine D-1, D-2 and serotonin$_2$ pK$_i$ values. J Pharm Exp Ther 251:238–246

Meltzer HY, Matsubara S, Lee J-C (1989) The ratios of serotonin2 and dopamin2 affinities differentiate atypical and typical antipsychotics. Psychopharmacol Bull 25:390–392

Möller HJ, von Zerssen D (1982) Depressive states occurring during the neuroleptic treatment of schizophrenia. Schizophr Bull 8:109–117

Müller P (1981) Depressive Syndrome im Verlauf schizophrener Psychosen. Enke, Stuttgart

Literatur

Andreasen N, Nasrallah HA, Dunn V et al (1986) Structural abnormalities in the frontal system in schizophrenia. A magnetic resonance imaging study. Arch Gen Psychiatry 43: 136–144
Andreasen NC (1989) The Scale for the Assessment of Negative Symptoms (SANS): conceptual and theoretical foundations. Br J Psychiatry Suppl 7:49–58
Angrist B, Rotrosen J, Gershon S (1980) Differential effects of amphetamine and neuroleptics on negative vs. positive symptoms in schizophrenia. Psychopharmacology Berl 72:17–19
Bandelow B, Müller P, Frick U et al (1992) Depressive syndromes in schizophrenic patients under neuroleptic therapy. ANI Study Group Berlin, Düsseldorf, Göttingen, Munich, Federal Republic of Germany. Eur Arch Psychiatry Clin Neurosci 241:291–295
Bandelow B, Müller P, Gaebel W et al (1990) Depressive syndromes in schizophrenic patients after discharge from hospital. ANI Study Group Berlin, Düsseldorf, Göttingen, Munich. Eur Arch Psychiatry Clin Neurosci 240:113–120
Bandelow B, Rüther E (1997) Antipsychotische Behandlung: jüngste Weiterentwicklungen und pharmakologische Grundlagen. Psychopharmakotherapie 4:6–17
Barnes TR, Curson DA, Liddle PF, Patel M (1989) The nature and prevalence of depression in chronic schizophrenic in-patients. Br J Psychiatry 154:486–491
Becker RE (1983) Implications of the efficacy of thiothixene and a chlorpromazine-imipramine combination for depression in schizophrenia. Am J Psychiatry 140:208–211
Berrios GE, Bulbena A (1987) Post psychotic depression: the Fulbourn cohort. Acta Psychiatr Scand 76:89–93
Bleuler E (1911) Dementia praecox oder die Gruppe der Schizophrenien. In: Aschaffenburg B (ed) Handbuch der Psychiatrie. Deuticke, Leipzig, S 172–173
Conrad K (1987) Die beginnende Schizophrenie. Thieme, Stuttgart
Crow TJ (1980) Molecular pathology of schizophrenia: more than one disease process? Br Med J 280:66–68
Donlon PT, Rada RT, Arora KK (1976) Depression and the reintegration phase of acute schizophrenia. Am J Psychiatry 133:1265–1268
Drake RE, Cotton PG (1986) Depression, hopelessness and suicide in chronic schizophrenia. Br J Psychiatry 148:554–559
Eufe R, Wegener G (1979) Doppelblindvergleich von 2 Depotneuroleptika (Perphenazin-Önanthat und Flupentixoldecanoat) bei chronischer Schizophrenie. Nervenarzt 50: 534–539
Farde L, Nordstrom AL, Nyberg S, Halldin C, Sedvall G (1994) D1-, D2-, and 5-HT2-receptor occupancy in clozapine-treated patients. J Clin Psychiatry 55 Suppl B:67–69
Farde L, Nordstrom AL, Wiesel FA, Pauli S, Halldin C, Sedvall G (1992) Positron emission tomographic analysis of central D1 and D2 dopamine receptor occupancy in patients treated with classical neuroleptics and clozapine. Relation to extrapyramidal side effects. Arch Gen Psychiatry 49:538–544
Goplerud E, Depue RA (1978) The diagnostic ambiguity of postpsychotic depression. Schizophr Bull 4:477–480
Grillage M (1986) Neurotic depression accompanied by somatic symptoms: a double-blind comparison of flupenthixol and diazepam in general practice. Pharmatherapeutica 4: 561–570
Hamilton M, Card IR, Wallis GG, Mahmoud MR (1979) A comparative trial of the decanoates of flupenthixol and fluphenazine. Psychopharmacology Berl 64:225–229
Haslam MT, Bromham BM, Schiff AA (1975) A comparative trail of fluphenazine decanoate and flupenthixol decanoate. Acta Psychiatr Scand 51:92–100
Heinrich K (1967) Zur Bedeutung des postremissiven Erschöpfungs-Syndroms für die Rehabilitation Schizophrener. Nervenarzt 38:487–491
Helmchen H, Hippius H (1967) Depressive Syndrome im Verlauf neuroleptischer Therapie. Nervenarzt 38:455–458
Hirsch SR (1982) Depression ‚revealed' in schizophrenia. Br J Psychiatry 140:421–423

Hogarty GE, Munetz MR (1984) Pharmacogenic depression among outpatient schizophrenic patients: a failure to substantiate. J Clin Psychopharmacol 4:17–24

Hostmaelingen HJ, Asskilt O, Austad SG et al (1989) Primary care treatment of depression in the elderly: a double-blind, multi-centre study of flupenthixol („Fluanxol') and sustained-release amitriptyline. Curr Med Res Opin 11:593–599

House A, Bostock J, Cooper J (1987) Depressive syndromes in the year following onset of a first schizophrenic illness*. Br J Psychiatry 151:773–779

Jianping H, Yinliang S, Chenghua C et al (1995) Untersuchung der therapeutischen Wirksamkeit von Flupentixol bei der Behandlung von Patienten mit chronischer Schizophrenie vom Typ II (Übersetzung aus dem Chinesischen). Zhonghua Shenjing Jingshen Kezazhi 24:14–24

Johnson DA (1979) A double-blind comparison of flupenthixol, nortriptyline and diazepam in neurotic depression. Acta Psychiatr Scand 59:1–8

Johnson DA, Malik NA (1975) A double-blind comparison of fluphenazine decanoate and flupenthixol decanoate in the treatment of acute schizophrenia. Acta Psychiatr Scand 51:257–267

Johnstone EC, Crow TJ, Frith CD, Carney MW, Price JS (1979) Mechanism of the antipsychotic effect in the treatment of acute schizophrenia. Lancet 1:848–851

Kane J, Honigfeld G, Singer J, Meltzer H (1988) Clozapine for the treatment-resistant schizophrenic. A double-blind comparison with chlorpromazine. Arch Gen Psychiatry 45:789–796

Kay SR, Opler LA, Lindenmayer J-P (1989) The positive and negative syndrome scale (PANSS): rationale and standardisation. Br J Psychiat 155 (Suppl 7):59–65

Knights A, Hirsch SR (1981) „Revealed" depression and drug treatment for schizophrenia. Arch Gen Psychiatry 38:806–811

Knights A, Okasha MS, Salih MA, Hirsch SR (1979) Depressive and extrapyramidal symptoms and clinical effects: a trial of fluphenazine versus flupenthixol in maintenance of schizophrenic out-patients. Br J Psychiatry 135:515–523

Kotrla KJ, Weinberger DR (1995) Brain imaging in schizophrenia. Annu Rev Med 46:113–122

Kraepelin E (1913) Psychiatrie, Bd III (2), 3. Aufl. Able, Leipzig

Leysen JE, Janssen PM, Schotte A, Luyten WH, Megens AA (1993) Interaction of antipsychotic drugs with neurotransmitter receptor sites in vitro and in vivo in relation to pharmacological and clinical effects: role of 5HT2 receptors. Psychopharmacology Berl 112:S40–S54

Lindenmayer JP (1995) New pharmacotherapeutic modalities for negative symptoms in psychosis. Acta Psychiatr Scand Suppl 388:15–19

Lynch MR (1992) Schizophrenia and the D1 receptor: focus on negative symptoms. Prog Neuropsychopharmacol Biol Psychiatry 16:797–832

Majid I (1986) A double-blind comparison of once-daily flupenthixol and mianserin in depressed hospital out-patients. Pharmatherapeutica 4:405–410

Maragakis BP (1990) A double-blind comparison of oral amitriptyline and low-dose intramuscular flupenthixol decanoate in depressive illness. Curr Med Res Opin 12:51–57

Marder SR, Meibach RC (1994) Risperidone in the treatment of schizophrenia. Amer J Psychiatry 151:825–835

McGlashan TH (1982) Aphanisis: the syndrome of pseudo-depression in chronic schizophrenia. Schizophr Bull 8:118–134

McGlashan TH, Carpenter WT Jr (1976) An investigation of the postpsychotic depressive syndrome. Amer J Psychiatry 133:14–19

Meltzer H (1989) Classification of typical and atypical antipsychotic drugs on the basis of dopamine D-1, D-2 and serotonin$_2$ pK$_i$ values. J Pharm Exp Ther 251:238–246

Meltzer HY, Matsubara S, Lee J-C (1989) The ratios of serotonin2 and dopamin2 affinities differentiate atypical and typical antipsychotics. Psychopharmacol Bull 25:390–392

Möller HJ, von Zerssen D (1982) Depressive states occurring during the neuroleptic treatment of schizophrenia. Schizophr Bull 8:109–117

Müller P (1981) Depressive Syndrome im Verlauf schizophrener Psychosen. Enke, Stuttgart

Müller-Spahn F, Thomma M (1991) Medikamentöse Behandlung schizophrener Patienten mit Minussymptomatik. TW Neurologie/Psychiatrie 5:100–106

Overall JE, Gorham DR (1976) BPRS – Brief Psychiatric Rating Scale. In: WG (ed) ECDEU Assessment Manual for Psychopharmacology, Revised Edition. Rockville, Maryland, pp 157–169

Parent M, Toussaint C (1983) Flupenthixol versus haloperidol in acute psychosis. Pharmatherapeutica 3:354–364

Peuskens J (1995) Risperidone in the treatment of patients with chronic schizophrenia: a multi-national, multi-centre, double-blind, parallel-group study versus haloperidol. Risperidone Study Group. Br J Psychiatry 166:712–726

Pietzcker A, Gebhardt R, Strauss A, Stöckel M, Langer C, Freudenthal K (1983) The syndrome scales in the AMDP System. Modern Problems in Pharmacopsychiatry. Karger, Basel, Vol 20

Pinto R, Bannerjee A, Ghosh N (1979) A double-blind comparison of flupenthixol decanoate and fluphenazine decanoate in the treatment of chronic schizophrenia. Acta Psychiatr Scand 60:313–322

Prusoff BA, Williams DH, Weissman MM, Astrachan BM (1979) Treatment of secondary depression in schizophrenia. A double-blind, placebo-controlled trial of amitriptyline added to perphenazine. Arch Gen Psychiatry 36:569–575

Rifkin A, F. Q, Klein DF (1975) Akinesia. A poorly recognised drug-induced extrapyramidal behavioral disorder. Arch Gen Psychiat 32:672–674

Salama AA (1988) Depression and suizide in schizophrenic patients. Suicide Life-Threat Behav 18:379–384

Schotte A, Janssen PF, Gommeren W et al (1996) Risperidone compared with new and reference antipsychotic drugs: in vitro and in vivo receptor binding. Psychopharmacology Berl 124:57–73

Sederberg-Olsen P, Lauritsen B, Husfeldt P et al (1981) Depressive tilstande, forekomst og behandling i almen praksis. Randomiseret undersogelse over effekten af maprotilin (Ludiomil) og flupentiksol (Fluanxol). Ugeskr Laeger 143:1383–1387

Serafetinides EA, Willis D, Clark ML (1972) Haloperidol, clopenthixol, and chlorpromazine in chronic schizophrenia. J Nerv Ment Dis 155:366–369

Siris SG, Strahan A (1988) Continuation and maintenance treatment trials of adjunctive imipramine therapy in patients with postpsychotic depression. J Clin Psychiatry 49:439–440

Tam W, Young JP, John G, Lader MH (1982) A controlled comparison of flupenthixol decanoate injections and oral amitriptyline in depressed out-patients. Br J Psychiatry 140:287–291

Tandon R, Silber C, Mack R (1997) The action of sertindole on negative symptoms in schizophrenia. Abstract, Congress of the American Psychiatric Association, San Diego, CA

Tollefson GD, Sanger TM (1997) Negative symptoms: a path analytical approach to a double-blind, placebo and haloperidol-controlled clinical trial with olanzapine. Am J Psychiat 154:466–474

Van Putten T, May RP (1978) „Akinetic depression" in schizophrenia. Arch Gen Psychiatry 35:1101–1107

von Zerssen D, Koeller DM (1976) Paranoid-Depressivitätsskala. Beltz, München

Wheatley DP (1983) Antidepressant effects of flupenthixol compared to mianserin. Journal of International Biomedical Information and Data 4:5–12

Wistedt B (1981) A controlled study of the clinical effects of the withdrawal of depot fluphenazine decanoate and depot flupenthixol decanoate in chronic schizophrenic patients. Acta Psychiatr Scand 64:65–84

Wistedt B (1984) 4-Jahres-Katamnesen bei behandelten und nicht behandelten chronisch schizophrenen Patienten in der Ambulanz. In: Kryspin-Exner K, Hinterhuber H, Schubert H (eds) Langzeittherapie psychiatrischer Erkrankungen. Schattauer, Stuttgart

Young JP, Hughes WC, Lader MH (1976) A controlled comparison of flupenthixol and amitriptyline in depressed outpatients. Br Med J 1:1116–1118

Antidepressive Effekte von Flupentixol

M. Soyka und O. Seemann

Einleitung

Bei Flupentixol handelt es sich um ein Neuroleptikum aus der Gruppe der Thioxanthene. Gegenwärtig findet es Verwendung aufgrund seiner antipsychotischen Effekte. Es finden sich jedoch auch Hinweise für eine antidepressive Wirkung (Gruber u. Cole 1991). Die orale Darreichungsform von Flupentixol enthält 45–55% des biologisch aktiven α-cis-Isomers. Die Bioverfügbarkeit beruht zu etwa 55% auf einem sekundären First-pass-Metabolismus in Darmwand und Leber. Die höchste Plasmakonzentration wird nach etwa 2–8 h erreicht. Die Halbwertszeit beträgt zwischen 19 und 39 h (Jorgensen 1980). Die einmalige orale Gabe pro Tage ist ausreichend, da die Plasmaspiegel hierbei nur geringfügige Schwankungen aufzeigen.

Für intramuskuläre Verabreichung liegt Flupentixol als Decanoatester vor. Die höchsten Plasmakonzentrationen werden hierbei nach 4–7 Tagen erreicht. Ein zwei- bis dreiwöchiges Dosisintervall ist ausreichend (Jorgensen 1972)

Für die Behandlung von Psychosen werden Tagesdosen von 6–18 mg für Flupentixol und 20–40 mg des Decanoats alle zwei bis vier Wochen empfohlen (s. dazu Beitrag von Gartenmeier et al. in diesem Band).

Zur Behandlung von Depressionen reicht etwa ein Drittel der Tagesdosis von Flupentixol (Reynolds 1989).

Flupentixol bindet sowohl an D_1- wie D_2- sowie 5-HT_2- und $α_1$-Rezeptoren (Hyttel et al. 1985) (Übersicht siehe De Vry in diesem Band). Die antipsychotische Wirkung wird vor allem auf eine postsynaptische Blockade von D_2-Rezeptoren zurückgeführt. Die antidepressive Wirkung bei geringer Tagesdosis von Flupentixol könnte der Effekt einer bevorzugten Bindung an Autorezeptoren bei geringen Plasmakonzentrationen sein, welche dann die dopaminerge Aktivität im ZNS erhöhen (Garwin et al. 1989). Mehr als andere Neuroleptika hat Flupentixol hinsichtlich seiner Fähigkeit der Stimmungsaufhellung an Beachtung gewonnen (Robertson u. Trimble 1982).

Studien

Verschiedene Studien zur antidepressiven Wirkung von Flupentixol wurden bisher durchgeführt. Diese können in unkontrollierte Studien, plazebokontrollierte Doppel-Blind-Studien und vergleichende Studien mit Antidepressiva eingeteilt werden. Die orale Dosis war hierbei mit 0,5–3 mg wesentlich geringer als zur Erreichung der üblichen antipsychotischen Wirkung. Es gibt allerdings keine relevanten Studien zur dosisabhängigen Wirkung. Zwei Studien verglichen den Effekt von Flupentixol bei einer Dosierung 1 mg und

2 mg täglich. Es fand sich kein wesentlicher Unterschied in der antidepressiven Wirkung (Trimble u. Robertson 1983, Robertson u. Trimble 1981). Eine Studie zeigte, daß Tagesdosen von 1–1,5 mg Flupentixol ausreichend sind und daß höhere Dosen die antidepressive Wirkung sogar abschwächen (Mersky 1986). Insgesamt muß festgestellt werden, daß die Art und Qualität der einzelnen Studien sehr heterogen ist. Dies betrifft insbesondere die untersuchten diagnostischen Gruppen von Patienten (endogen vs. neurotisch depressive, reaktive Störungen etc.). Auf die Problematik der Differenzierung depressiver Syndrome von der sog. Minussymptomatik bei schizophrenen Psychosen soll unter Verweis auf die Beiträge von Bandelow und Gartenmeier et al. in diesem Band nicht weiter eingegangen werden.

Offene Studien ohne Kontrollgruppen

Die Studien ohne Kontrollgruppen, die in Tabelle 1 zusammengefaßt sind, ergaben alle, daß Flupentixol effektive antidepressive Wirkungen erzielt. Eine der Studien untersuchte 16 Patienten, denen Flupentixol in der Dosis von 1 und 2 mg täglich für 8 Wochen verabreicht wurde (Trimble u. Robertson 1983, Robertson u. Trimble 1981). Ab dem 3. Tag der Gabe verbesserten sich Symptome der Depression laut Hamilton- und Beck-Skala signifikant. Bis zum Ende der Studie konnte die Symptomreduktion beibehalten werden. Die Nebenwirkungen waren bei guter Wirksamkeit des Medikaments gering. Dosisunterschiede machten sich bei der Wirksamkeit nicht bemerkbar.

Von 25 chronisch depressiven Patienten, die vergeblich mit trizyklischen Antidepressiva, Monoaminoxidasehemmern oder Elektrokrampftherapie behandelt worden waren, wurden 16 mit Flupentixol in einer Dosis von 0,5–2 mg täglich und 9 mit Flupentixoldecanoat in der Dosis von 20–40 mg alle 2 bis 3 Wochen behandelt (Mersky 1986). Die Länge der Studie ist allerdings unbekannt. Nach dem ohne Standards erhobenen „klinischen" Eindruck verbesserte sich der depressive Affekt bei insgesamt 20 Patienten innerhalb von 2 Wochen. Innerhalb der Gruppe von 9 Patienten, die mit Flupentixoldecanoat behandelt worden waren, zeigten sich bei 5 Patienten EPS-Nebenwirkungen. Weiterhin trat Schlaflosigkeit als Nebenwirkung auf.

Eine Dosis von 3 mg Flupentixol wurde 130 Patienten mit einer Vielzahl an Diagnosen verabreicht (Reiter 1969). Der klinische Eindruck ergab in 65,4% eine Symptomfreiheit oder längerdauernde Symptomverbesserung.

In einer weiteren offenen Studie wurde Flupentixol in einer Tagesdosis von 1,5 mg mit Motival (Fluphenazin 1,5 mg mit Nortriptylin 30 mg) bei 67 ambulanten Patienten über 4 Wochen getestet. Beide Therapien waren erfolgreich und ein signifikanter Unterschied ergab sich nur zum Zeitpunkt der ersten Woche, als die mit Flupentixol behandelte Gruppe eine deutlichere Besserung der depressiven Stimmung zeigte (Conway 1981).

Flupentixol wurde 95 ambulanten Patienten mit 0,5–1 mg täglich gegeben. Der klinische Eindruck verbesserte sich bei 13% nach 3 Tagen, bei 54% nach 7 Tagen, bei 77% nach 2 Wochen. Es traten nur geringe Nebenwirkungen auf, die nach 2 Wochen rückläufig waren (Valle-Jones u. Swarbrick 1981).

Tabelle 1. Unkontrollierte Studien zum antidepressiven Effekt von Flupentixol. (Modifiziert nach Gruber und Cole 1991) (F: Flupentixol; M: Motival; EPS: Extrapyramidale Symptome)

	Dosis	Patienten	Dauer	Meßverfahren	Wirksamkeit	Effekt nach	Nebenwirkungen	Studie (Literaturangabe)
Flupentixol	1 oder 2 mg/die	16	8 Wochen	Hamilton, Beck	Gut	3 Tagen	Gering	Trimble u. Robertson 1983, Robertson u. Trimble 1981
Flupentixol Flupentixol-decanoat	0,5–2 mg/die 20–40 mg/ 2–3 Wochen	25	?	Unstandardisiert	Gut	2 Wochen	Schlafstörungen, geringe EPS	Mersky 1986
Flupentixol	3 mg/die	130	?	Unstandardisiert	Gut	1 Woche	Keine	Reiter 1969
Flupentixol Fluphenazin + Nortriptylin (Motival)	1,5 mg/die 1,5 mg/die 30 mg/die	67	4 Wochen	Hamilton	Gut/ F=M	1 Woche F>M	Keine	Conway 1981
Flupentixol	0,5–1 mg/die	95	2 Wochen	CGI	Gut	3 Tage– 2 Wochen	Gering, Keine EPS	Valle-Jones 1981
Flupentixol-decanoat + Flupentixol	0,5–1 mg i.m./die für 2 Wochen 0,5–1 mg p.o./die für 6 Wochen	32	8 Wochen	Hamilton	Gut	3 Tage– 1 Woche	Gering, Hypomanie Akathisie	Nistico 1975
Flupentixol	1–3 mg/die	45	2 Wochen	Unstandardisiert	Gut	1–2 Wochen	Gering, vorübergehend Manie	Fujiwara 1976
Flupentixol-decanoat	6–14 mg/ 2 Wochen	4772	10 Wochen	Unstandardisiert	Gut	<2 Wochen	Gering, EPS	Budde 1992

Flupentixoldecanoat 0,5–1 mg täglich über 2 Wochen und anschließend Flupentixol 0,5–1 mg täglich über 6 Wochen wurden 32 stationären Patienten verabreicht. Stimmungsaufhellung, Abnahme von Schuldgefühlen und Selbstmordtendenzen wurden innerhalb von 3 Tagen beobachtet. Nach 1 Woche ging es 68% der Patienten gemäß der Hamilton-Skala besser. Die gering ausgeprägten Nebenwirkungen, wie Hypomanie (4 Patienten) und Akathisie (3 Patienten), konnten durch Dosisreduktion oder Gabe anderer Medikamente beherrscht werden. Flupentixol hat gemäß den Autoren durch Aktivitätssteigerung, gesteigertes soziales Interesse und Interesse an der Umwelt insgesamt belebende Eigenschaften (Nistico et al. 1975).

Einen ausgeprägten Erfolg zeigte auch die Behandlung von 45 therapieresistenten depressiven Patienten, die teilweise weiterhin mit trizyklischen Antidepressiva behandelt wurden. Nach 1 Woche ging es 63%, nach 2 Wochen 93% der Patienten besser, vor allem in Bezug auf psychomotorische Retardierung und weniger ausgeprägt auch depressive Stimmung, Angst und Agitation (Fujiwara et al. 1976).

Bei einer großangelegten Studie an 4772 ambulanten Patienten über 10 Wochen wurde Flupentixoldecanoat 6–14 mg alle 14 Tage injiziert. Die Patienten litten zu 80% an Depressionen, zu 50% an Angst und psychosomatischen Störungen und zu 25% an chronischen Schmerzen. Die Begleitmedikation mit psychoaktiven Substanzen wurde auf ein Minimum reduziert. Die Evaluation erfolgte nach Checklisten. Nach 10 Wochen waren nur noch 4% der Patienten schwer depressiv. Ein vorübergehender Rückgang der Symptome war bei 27% beobachtbar, während in 66% der Patienten eine dauerhafte Verbesserung der depressiven Symptomatik erfolgte. Ähnliche Ergebnisse zeigten sich auch bei den anderen Symptomen. In 1,9% der Fälle (94 Patienten) traten extrapyramidale Symptome als Nebenwirkung auf. Die mit 2% häufigste Nebenwirkung war Benommenheit. Innerhalb des beobachteten Zeitraumes von 10 Wochen fiel die Anzahl der Patienten mit depressiven Symptomen kontinuierlich ab (Budde 1992).

Plazebokontrollierte Doppel-Blind-Studien

Plazebokontrollierte Doppel-Blind-Studien zu Flupentixol gibt es nur wenige. In den in Tabelle 2 dargestellten Studien ist Flupentixol einer Plazebokontrolle bezüglich der antidepressiven Wirksamkeit überlegen.

In einer Studie von 231 Patienten wurde Plazebo oder Flupentixol 1,5–2 mg täglich gegeben. Bei 65% der mit Flupentixol behandelten und 50% der mit Plazebo behandelten Patienten ergab sich eine relevante Symptomreduktion innerhalb der ersten Woche um mindestens 50%. Die Symptome „herabgesetzte Stimmung, Müdigkeit, Insuffizienzgefühle und Reizbarkeit" wurden gemessen. Die Nebenwirkungen waren gering und in beiden Gruppen vergleichbar (Frolund 1974).

Eine 4wöchige Cross-over-Studie mit täglich 1–3 mg Flupentixol bei 26 Patienten wurde mit der Hamilton-Skala beurteilt. Patienten, die Flupentixol innerhalb der ersten 2 Wochen erhielten, hatten eine deutliche Symptomreduktion, die dann in den darauffolgenden 2 Wochen, in denen sie Plazebo einnahmen, wieder verschwand. Die Patienten, die innerhalb der ersten

2 Wochen Plazebo einnahmen, zeigten zunächst keine Symptomreduktion, jedoch sobald sie in den darauffolgenden 2 Wochen Verum bekamen (Predescu et al. 1973).

An 43 ambulanten Patienten mit geringen ängstlich-depressiven Symptomen wurde die Wirkung von Flupentixol bei einer Tagesdosis von 1–2 mg getestet. Bei einer allerdings unstandardisierten Meßmethode ergaben sich deutlich positive Effekte von Flupentixol gegenüber Plazebo. Gemessen wurden die Faktoren „Ängstlichkeit, Müdigkeit, depressive Stimmung und somatische Störungen". Extrapyramidale Symptome wurde bei insgesamt geringen Nebenwirkungen nicht beobachtet (Ovhed 1976).

Vergleichende Doppel-Blind-Studien

In Tabelle 3 werden mehrere vergleichende Doppel-Blind-Studien dargestellt. Meist wurde hierbei die Hamilton-Skala zur Beurteilung der Effizienz herangezogen. Bei allen Studien ergaben sich signifikante Verbesserungen der depressiven Symptome. Allerdings gab es keine plazebobehandelten Kontrollgruppen. Alle Studien ergaben, daß Flupentixol mindestens genauso effektiv wie das Vergleichsmedikament war. Meistens zeigte Flupentixol sogar einen schnelleren Wirkungseintritt. In keiner der Studien traten wesentliche Nebenwirkungen auf.

In 4 Studien wurde Flupentixol mit Amitriptylin verglichen. In einer davon wurde 68 ambulanten Patienten über einen Zeitraum von 12 Wochen Flupentixoldecanoat 10–30 mg alle 2 Wochen intramuskulär verabreicht. Als Vergleichsmedikament diente Amitriptylin bei einer Tagesdosis von 75–225 mg. Innerhalb der beiden Gruppen zeigte sich eine deutliche Symptomreduktion ohne wesentliche Unterschiede in der Wirksamkeit. Der Wirkungseintritt lag bei Patienten, die mit Flupentixol anbehandelt worden waren, innerhalb der ersten beiden Wochen, bei den mit Amitriptylin behandelten Patienten innerhalb der ersten 4 Wochen. Flupentixol hatte als Nebenwirkung vor allem extrapyramidale Störungen, Amitriptylin eher Mundtrockenheit. Es ist zu postulieren, daß – wie oben schon erwähnt – eine geringe Dosis des injizierten Decanoats wahrscheinlich den gleichen Effekt bei weniger Nebenwirkungen gehabt hätte (Tam et al. 1982).

Diese Hypothese wurde in einer Studie mit 5–10 mg Flupentixoldecanoat alle 2 Wochen und Amitriptylin 75–150 mg täglich über 4 Wochen bei 57 ambulanten Patienten bestätigt. Bei beiden Gruppen fanden sich gleich häufig extrapyramidale Symptome als Nebenwirkung. Nach den verwendeten Skalen (Hamilton, Leeds, CGI) ergab sich auch ein gleicher therapeutischer Nutzen (Maragakis 1990).

Bei einer 6wöchigen Studie an 60 ambulanten Patienten wurde Flupentixol bei einer Tagesdosis von 1,5–4,5 mg mit Amitriptylin (75–225 mg täglich) verglichen. Bei allen Meßverfahren ergab sich kein wesentlicher Unterschied in der Effizienz der beiden Medikamente, abgesehen davon, daß das Symptom „Ängstlichkeit" sich unter Flupentixol deutlicher besserte. Flupentixol verursachte eher Schlaflosigkeit und Amitriptylin eher Zittern und andere somatische Symptome (Young et al. 1976).

Tabelle 2. Plazebokontrollierte Doppel-Blind-Studien zum antidepressiven Effekt von Flupentixol. (Modifiziert nach Gruber u. Cole 1991) (F: Flupentixol; P: Plazebo)

	Dosis	Patienten	Dauer	Meßverfahren	Wirksamkeit	Effekt nach	Nebenwirkungen	Studie (Literaturangabe)
Flupentixol Plazebo	1,5–2 mg/die	231	2 Wochen	Unstandardisiert	Gut/F > P	1 Woche	Gering F = P	Frolund 1974
Flupentixol Plazebo	1–3 mg/die	26	4 Wochen Cross-over	Hamilton	Hamilton 25→14 Gut/F > P	2–10 Tage	Gering, F = P	Predescu 1973
Flupentixol Plazebo	1–2 mg/die	43	4 Wochen Cross-over	Unstandardisiert	Gut/F > P	2 Wochen	Gering F = P	Ovhed 1976

Tabelle 3. Plazebokontrollierte Doppel-Blind-Studien zum antidepressiven Effekt von Flupentixol vs. anderen Medikamenten. (Modifiziert nach Gruber u. Cole 1991) (F: Fluvoxamin; Do: Dothiepin; FPT: Flupentixol; A: Amitriptylin; N: Nortriptylin; D: Diazepam; M: Mianserin; EPS: Extrapyramidale Symptome; MADRS = Montgomery Asberg Depression Rating Scale; CGI = Clinical Global Impression)

	Dosis	Patienten	Dauer	Meßverfahren	Wirksamkeit	Effekt nach	Nebenwirkungen	Studie (Literaturangabe)
Flupentixol-decanoat	10–30 mg/ 2 Wochen	68	12 Wochen	Hamilton, Beck, CGI	Gut/FPT = A	1–2 Wochen	EPS, FPT > A. Mundtrockenheit, A > FPT	Tam 1982
Amitriptylin	75–225 mg/die					1–4 Wochen		
Flupentixol-decanoat	5–10 mg/ 2 Wochen	57	4 Wochen	Hamilton, CGI, Leeds	Gut/FPT = A	FPT = A	FPT = A	Maragakis 1990
Amitriptylin	75–150 mg/die							

Tabelle 3. (Fortsetzung)

	Dosis	Patienten	Dauer	Meßverfahren	Wirksamkeit	Effekt nach	Nebenwirkungen	Studie (Literaturangabe)
Flupentixol	1,5–4,5 mg/die	60	6 Wochen	Hamilton, Beck, CGI	Gut/FPT = A	FPT = A	Schlaflosigkeit FPT > A, Tremor, somatische Symptome A > FPT	Young 1976
Amitriptylin	75–225 mg/die							
Flupentixol	0,5–1 mg/die	51	4 Wochen	MADRS, CGI	Gut/FPT = A	FPT > A	FPT < A	Hostmaelingen 1989
Amitriptylin-Retardform	25–50 mg/die							
Flupentixol	0,5–3 mg/die	66	4 Wochen	Hamilton, Beck	Gut/FPT = N = D	FPT > D > N	FPT, D < N	Johnson 1979
Nortriptylin	25–150 mg/die							
Diazepam	2,5–15 mg/die							
Flupentixol	1–2 mg/die	191	2 Wochen	Unstandardisiert	Gut/FPT = N	2 Wochen FPT > N (Frauen), 2 Wochen FPT = N (Männer)	FPT < N	Rosenberg 1976
Nortriplylin	50–100 mg/die							
Flupentixol	1 mg/die	51	6 Wochen	Hamilton, Leeds CGI	Gut/FPT > M	FPT = M	FPT < M	Majid 1986
Mianserin	30 mg/die							
Flupentixol	1–2 mg/die	72	4 Wochen	Hamilton, CGI	Gut/FPT > F	FPT = F	FPT < F	Hamilton 1979
Fluvoxamin	100–200 mg/die							
Flupentixol	1–2 mg/die	153	6 Wochen	Hamilton	Gut/FPT = Do	FPT = Do	FPT < Do	Dwivedi 1990
Dothiepin	75–150 mg/die							
Flupentixol	0,5–1 mg/die	192	4 Wochen	Hamilton, CGI	Gut/FPT > D	FPT > D	FPT < D	Grillage 1986
Diazepam	2,5–5 mg/die							

In einer 4wöchigen Studie wurden 51 ältere ambulante Patienten entweder mit Flupentixol (0,5–1 mg täglich) oder Amitriptylin in einer Retardform mit 25–50 mg täglich anbehandelt. Trotz der relativ geringen Dosierung von Amitriptylin ergab sich in beiden Gruppen eine gute Ansprechbarkeit auf die Medikamente. Die Patienten aus der Flupentixol-Gruppe hatten geringere und weniger häufig Nebenwirkungen (Hostmaelingen et al. 1989).

Zwei Studien verglichen Flupentixol mit Nortriptylin. In einer 4wöchigen Studie wurden 66 ambulante Patienten mit 0,5–3 mg Flupentixol und 25–150 mg Nortriptylin täglich behandelt. Eine Gruppe wurde mit Diazepam 2,5–15 mg täglich behandelt. Es zeigten sich keine wesentlichen Differenzen in Bezug auf die Wirksamkeit bei Depression oder Ängstlichkeit. Allerdings besserten sich die depressiven Symptome unter Flupentixol 3 bis 10 Tage schneller. Die meisten Nebenwirkungen zeigte Nortriptylin (Johnson 1979).

Ein 2wöchiger Versuch an 191 ambulanten Patienten mit einem ängstlich-depressiven Syndrom verglich Flupentixol (1–2 mg täglich) mit Nortriptylin (50–100 mg täglich). Die Studie ergab bei Frauen eine etwas bessere Stimmungsaufhellung unter Flupentixol. Wegen der kurzen Studiendauer wurde die volle Wirksamkeit von Nortriptylin wahrscheinlich nicht ausgeschöpft, um – zumal bei den unstandardisierten Meßmethoden – ein gültiges Urteil zu liefern (Rosenberg et al. 1976).

Mianserin (30 mg täglich) wurde mit Flupentixol (1 mg täglich) bei 51 ambulanten Patienten über 6 Wochen verglichen. In beiden Gruppen ergab sich eine Symptomreduktion in den verwendeten Skalen. Nebenwirkungen, vor allem Sedation, waren bei Mianserin gravierender (Majid 1986).

Weiterhin verglich eine Studie Flupentixol (1–2 mg täglich) mit Fluvoxamin (100–200 mg täglich) über 4 Wochen bei 72 Personen. Der Symptomrückgang laut Hamilton-Skala war bei der Flupentixol-Gruppe stärker. Nach 4 Wochen waren gemäß klinischem Eindruck 78% aus der Flupentixol-Gruppe und 42% der Patienten aus der Fluvoxamin-Gruppe gesund oder grenzwertig gesund. Die Nebenwirkungen waren bei Fluvoxamin deutlich ausgeprägter (Hamilton et al. 1989).

Eine Einfach-Blind-Parallelgruppen-Studie untersuchte Flupentixol (1–2 mg täglich) und Dothiepin (75–150 mg täglich) bei 153 ambulanten Patienten. In beiden Gruppen ergab sich eine vergleichbare Besserung der Depression innerhalb von 2 Wochen. Die Nebenwirkungen waren in der Flupentixol-Gruppe insgesamt geringer (Dwivedi 1990).

Bei 192 Patienten mit neurotischer Depression und somatischen Beschwerden wurden Flupentixol (0,5–1 mg täglich) und Diazepam (2,5–5 mg täglich) verglichen. Unter Flupentixol besserten sich die Symptome deutlicher. Da Diazepam i. allg. keine antidepressiven Effekte zeigt, ist das Studiendesign geeignet, einen antidepressiven Effekt von Flupentixol zu belegen (Grillage 1986).

Flupentixol bei Schizophrenie

Antipsychotische Dosen von Flupentixol zeigten keinen antidepressiven Effekt bei Schizophrenen (Gruber u. Cole 1991). Da in den überblickten Studien die verwendete Dosis an Flupentixoldecanoat jeweils mehr als 20 mg täglich betrug, wurde die zur Depressionsbehandlung empfohlene Dosis von etwa 2–3 mg Flupentixol (Reynolds 1989) umgerechnet um das 3- bis 6fache überschritten. Eine mögliche Erklärung für den fehlenden antidepressiven Effekt von Flupentixol bei Schizophrenie könnte eine bevorzugte Bindung an Autorezeptoren bei niedriger Dosierung sein. Eine weitere Erklärung liegt in dem Umstand, daß eine Negativsymptomatik bei Schizophrenie eventuell als Symptom einer Depression fehlinterpretiert worden ist.

Im übrigen sei auf die Beiträge von Bandelow und Gartenmeier et al in diesem Buch verwiesen.

Flupentixol bei bipolar-affektiven Störungen

Eine offene Studie an 30 Patienten mit rezidivierenden Depressionen wurde über 2–3 Jahre geführt. Alle Patienten waren Lithium-Non-Responder oder hatten schwere Nebenwirkungen unter einer Lithium-Therapie. Alle Patienten, die Flupentixoldecanoat (20 mg täglich) alle 3 Wochen bekamen, zeigten einen stabilisierenden Effekt auf die Stimmung, d. h. eine Verringerung der Anzahl an manischen und depressiven Episoden im Vergleich zu einer entsprechenden Lithium-Therapie (Kielholz et al. 1979).

Ähnliche Ergebnisse ergab eine Studie an 93 Patienten mit einer bipolar-affektiven Störung, die teilweise mit Lithium vorbehandelt worden waren, auf Lithium keine Besserung zeigten und nun mit Flupentixoldecanoat (20 mg alle 2–3 Wochen) behandelt wurden. Die Frequenz der manischen Phasen nahm pro Patient und Jahr von $0{,}47\pm0{,}07$ auf $0{,}26\pm0{,}07$ ab. Dafür stieg jedoch die Zahl der depressiven Episoden von $0{,}47\pm0{,}07$ auf $0{,}72\pm0{,}09$ pro Patient und Jahr. Die Zunahme der depressiven Episoden läßt sich durch das Absetzen von Lithium erklären. Nur die Patienten, die zuvor vergeblich mit Lithium anbehandelt worden waren, zeigten unter Flupentixol eine Zunahme von depressiven Episoden (Ahlfors et al. 1981).

Eine weitere Studie untersuchte 11 Patienten, die unter einer Lithium-Therapie einen Rückfall zeigten. Unter der Fortführung der Lithium-Behandlung bekamen die Patienten entweder Flupentixoldecanoat (20 mg alle 4 Wochen) oder Plazebo injiziert. Das Studiendesign war Doppel-Blind mit Cross-over, so daß jeder Patient für 1 Jahr Flupentixol und für 1 Jahr Plazebo erhielt. Eine prophylaktische Wirkung von Flupentixol konnte bei dieser Studie nicht nachgewiesen werden (Esparon et al. 1986).

Flupentixol wird deshalb derzeit nicht zur Behandlung von bipolar-affektiven Störungen empfohlen (Solomon et al. 1996).

Vorteile von Flupentixol

Die bisherigen Studien unterstützen die These, daß Flupentixol bei einer Tagesdosis von 1–3 mg wirksame antidepressive Effekte zeigt (Arihan u. Göktürk 1997). Die Nebenwirkungen sind im Vergleich zu herkömmlichen

Antidepressiva gering und der Wirkungseintritt relativ rasch. Als bedeutsame Nebenwirkungen ergaben sich in Einzelfällen Manie und Hypomanie bei depressiven Patienten. Ein rezidivprophylaktischer Effekt ist nicht belegt. Als denkbare Nebenwirkung von Neuroleptika traten in den Studien mit einer Tagesdosis von 1–3 mg Flupentixol kaum Dyskinesien auf.

Der Wirkungseintritt von Flupentixol fand in den meisten Studien nach 2 Wochen, manchmal schon nach 2–3 Tagen statt und damit auch schneller als bei vergleichbaren herkömmlichen Antidepressiva. Flupentixol wurde deshalb auch schon bei einer allerdings geringen Anzahl von Krebspatienten im Finalstadium erfolgreich getestet (Lloyd-Williams 1994).

Ein weiterer Vorteil ist die Depotverfügbarkeit von Flupentixol, was die Compliance der Patienten erhöht.

Schließlich besteht bei Flupentixol als Neuroleptikum eine geringe Gefahr der Überdosierung. Es gibt keine Hinweise, daß Flupentixol Kreuzwirkungen mit anderen psychotropen Medikamenten zeigt.

Somit ist Flupentixol eine brauchbare Alternative für Patienten, bei denen eine herkömmliche antidepressive Behandlung unwirksam war oder bei denen ernste Nebenwirkungen auftraten.

Literatur

Ahlfors UG, Baastrup PC, Dencker SJ et al (1981) Flupenthixol decanoate in recurrent manic-depressive illness. Acta Psychiatr Scand 64:226–237

Arihan AG, Göktürk S (1997) Efficacy and tolerability of flupenthixol in the treatment of psychiatric illness. Acta Pharmaceutica Turcica 34(1):7–10

Budde G (1992) Efficacy and tolerability of flupenthixol decanoat in the treatment of depression and psychosomatic disorders: a multicenter trial in general practice. Prog Neuro-Psychopharmacol & Biol Psychiat 16:677–689

Conway JF (1981) Flupenthixol versus combined fluphenazine-nortriptyline in depressive illness. Practitioneer 225:400–404

Dwivedi VS, Berger AB, Khong TK et al (1990) Depression in general practice: a comparison of flupenthixol dihydrochloride and dothiepin hydrochloride. Curr Med Res Opin 12(3):191–197

Esparon J, Kolloori J, Naylor GJ, McHarg AM, Smith AHW, Hopwood SE (1986) Comparison of the prophylactic action of flupenthixol with placebo in lithium-treated manic-depressive patients. Br J Psychiatry 148:723–725

Frolund F (1974) Treatment of depression in general practice: a controlled trial of flupenthixol. Curr Med Res Opin 2:78–89

Fujiwara J, Ishino H, Baba O, Hanaoka M, Sasake K, Otsuki S (1976) Effect of flupenthixol on depression with special reference to combination use with tricyclic antidepressants. Acta Psychiatr Scand 54:99–105

Gawin FH, Allen D, Humblestone B (1989) Outpatient treatment of ‚crack' cocaine smoking with flupenthixol decanoate. Arch Gen Psychiatry 46:322–325

Grillage M (1986) Neurotic depression accompanied by somatic symptoms: a double-blind comparison of flupenthixol and diazepam in general practice. Pharmacotherapeutica 4(9):561–570

Gruber AJ, Cole JO (1991) Antidepressant effects of flupenthixol. Pharmacotherapy 11:450–459

Hamilton BA, Jones PG, Hoda AN, Keane PM, Majid I, Zaidi SI (1989) Flupenthixol and fluvoxamine in mild to moderate depressio: a comparison in general practice. Pharmacotherapeutica 5(5):292–297

Hostmaelingen HJ, Asskilt O, Austad SG et al (1989) Primary care treatment of depression in the elderly: a double-blind, multi-centre study of flupenthixol („Fluanxol") and sustained-release amitriptyline. Curr Med Re Opin 11(9):595–599

Hyttel H, Larson JJ, Christensen AV, Arnt J (1985) Receptor-binding profiles of neuroleptics. In: Casey DE, Chase TN, Christensen AV, Gerlach J (eds) Dyskinesia-research and treatment. Springer, Berlin, pp 9–18

Johnson DA (1979) A double-blind comparison of flupenthixol, nortriptyline and diazepam in neurotic depression. Acta Psychiatr Scand 59:1–8

Jorgensen A (1980) Pharmacokinetic studies in volunteers of intravenous and oral cis(Z)-flupenthixol and intramuscular cis(Z)-flupenthixol decanoate in Viscoleo. Eur J Clin Pharmacol 18:355–360

Jorgensen A, Gottfries CG (1972) Pharmacokinetic studies on flupenthixol decanoate in man using tritium-labelled compounds. Psychopharmacologia 27:1–10

Kielholz P, Terzani S, Poldinger W (1979) The long-term treatment of periodical and cyclic depressions with flupenthixol decanoate: Int Pharmacopsychiatry 14:305–309

Lloyd-Williams M (1994) Treatment of depression with flupenthixol in terminally ill patients. European Journal of Cancer Care 3:133–134

Majid I (1986) A double-blind comparison of once-daily flupenthixol and mianserin in depressed hospital outpatients. Pharmacotherapeutica 4(7):405–410

Maragakis BP (1990) A double-blind comparison of oral amitriptyline and low dose intramuscular flupenthixol decanoate in depressive illness. Curr Med Res Opin 12(1):51–57

Mersky H (1986) Some observations on low dose flupenthixol for affective illness. Can J Psychiatry 31(5):485

Nistico G, Marano V, Scapagnini U (1975) Flupenthixol in depression. Acta Neurol (Napoli) 30:102–108

Ovhed I (1976) A double-blind study of flupenthixol in general practice. Curr Med Res Opin 4(2):144–150

Predescu V, Ciurezu T, Timofte G, Roman I (1973) Symptomatic relief with flupenthixol of the anxious-algetic-depressive syndrome complex in neurotic states. A double-blind placebo controlled study. Acta Psychiatr Scand 49:15–27

Reynolds JEF (ed) (1989) Martindale extra pharmacopoeia, 29th ed. Pharmaceutical Press, London, pp 738–739

Reiter PJ (1969) On flupenthixol, an antidepressant of a new chemical group. Br J Psychiatry 115:1399–1402

Robertson MM, Trimble MR (1981) Neuroleptics as antidepressants. Neuropharmacology 20:1335–1336

Robertson MM, Trimble MR (1982) Major tranquilizers used as antidepressants. J Affect Disord 4:173–193

Rosenberg IU, Ostensen AL, Fonnelap H (1976) Double-blind multicenter trial in general practice on flupenthixol versus nortriptyline in patients with anxiety-depression-asthenia (the „ADA-syndrome"). Tidsskr Nor Laegeforen 96:229–233

Solomon DA, Keitner GI, Ryan CE, Miller IW (1996) Polypharmacy in bipolar I disorder. Psychopharmacology Bulletin 32(4):579–587

Tam W, Young JP, John G, Lader MH (1982) A controlled comparison of flupenthixol decanoate injections and oral amitriptyline in depressed outpatients. Br J Psychiatry 140:287–291

Trimble MR, Robertson MM (1983) Flupenthixol in depression. J Affect Disord 5:81–89

Valle-Jones JC, Swarbrick DJ (1981) Once daily flupenthixol in the treatment of elderly depressed patients: a multi-centre trial in general practice. Curr Med Res Opin 7:543–549

Young JP, Hughes WC, Lader MH (1976) A controlled comparison of flupenthixol and amitriptyline in depressed outpatients. Br Med J 1:1116–1118

Anxiolytische Wirksamkeit von Flupentixol und Flupentixoldecanoat

J. Tegeler

Einleitung

Die Tranquilizerwirkung der Neuroleptika in niedriger Dosierung ist seit langem bekannt; schon vor mehr als 20 Jahren wurde ein anxiolytischer Effekt von niedrigdosiertem Fluphenazin beschrieben. Janke et al. untersuchten die Wirkung von verschiedenen Neuroleptika bei gesunden Personen. Sie kamen zu dem Ergebnis, daß diese Substanzen in niedriger Dosierung, vor allem bei emotional labilen Probanden, Spannung, Erregung und Angst reduzierten (Janke u. Wohlfarth 1991). Es folgten Berichte aus Doppelblindstudien, in denen sich vor allem Thioridazin und Flupentixol bei ängstlich-depressiven Syndromen als therapeutisch wirksam erwiesen; vereinzelt wurden auch Fluphenazin, Haloperidol, Perazin und Sulpirid geprüft.

Nach der Literaturübersicht von Müller-Spahn und Meller (1988) wurde in 8 Doppelblindstudien Thioridazin 20 bis 200 mg/die im Vergleich zu Diazepam oder Amitriptylin oder Doxepin bzw. Imipramin oder Placebo geprüft. Thioridazin war danach bei Patienten mit ängstlich-depressiven Syndromen dem Thymoleptikum weitgehend ebenbürtig oder meist gleich bzw. besser wirksam als das Benzodiazepin.

Nachdem vor allem unter stark potenten Neuroleptika auch in niedriger Dosierung häufiger Frühdyskinesien und Parkinson-Syndrome, vereinzelt auch späte extrapyramidale Hyperkinesien beobachtet wurden, und weil die Benzodiazepine eine zunehmend größere Akzeptanz fanden, wurden stark potente Neuroleptika in Tranquilizerindikation immer seltener eingesetzt. Das Abhängigkeitsrisiko bei längerfristiger Benzodiazepin-Verabreichung führte dann zur Suche nach alternativen Behandlungsmöglichkeiten, wobei die ataraktischen Eigenschaften niedrigdosierter Neuroleptika wieder stärker in das allgemeine Blickfeld rückten.

Nach der Einführung von Fluspirilen 1,5 mg waren es vorwiegend niedergelassene Psychiater, die darauf aufmerksam machten, daß dieses Depot-Neuroleptikum in niedriger Dosierung auch bei Patienten, die vorher Benzodiazepine erhalten hatten, anxiolytisch wirksam war. Trotz der anfänglichen Warnungen aus klinischer Sicht aufgrund früherer Erfahrungen mit stark potenten Neuroleptika in niedriger Dosierung fand Fluspirilen 1,5 mg als Wochentranquilizer in der ambulanten Praxis zunehmende Verwendung. In mehreren placebokontrollierten Doppelblindstudien sowie vergleichenden Untersuchungen zwischen Fluspirilen 1,5 mg und einem Benzodiazepin wurden bei ängstlich-depressiven Syndromen oder psychosomatischen Störungen ein günstiger neuroleptanxiolytischer Effekt festgestellt (Heinrich u. Lehmann 1988, Laakmann et al. 1988, Tegeler et al. 1990a). Ergebnisse zur Verträglichkeit unter Fluspirilen 1,5 mg wurden von Lehmann (1987) und Tegeler (1988) publiziert. In einer weiteren Untersuchung wurden keine

Hinweise für ein erhöhtes Risiko von Spätdyskinesien unter einer durchschnittlich 18monatigen Behandlung mit Fluspirilen 1,5 mg/Woche gefunden (Tegeler et al. 1990b).

Unter den verschiedenen Neuroleptika in niedriger Dosierung kommt Flupentixol zur Behandlung von ängstlich-depressiven Syndromen und psychosomatischen Störungen eine besondere Bedeutung zu. Es wurden in den letzten Jahrzehnten sowohl zahlreiche offene als auch kontrollierte Studien mit Flupentixol durchgeführt, in denen ein anxiolytischer Effekt nachgewiesen werden konnte. Eine Übersicht der Ergebnisse findet sich bei Budde und Siebens (1991) und Osterheider (1991).

Im folgenden sollen zuerst für Flupentixol Befunde aus klinischen Erfahrungsberichten und dann Befunde aus placebokontrollierten Studien sowie Befunde aus vergleichenden Studien mit verschiedenen Neuroleptika oder Tranquilizern bzw. Antidepressiva vorgestellt werden. Danach sollen Ergebnisse aus offenen Studien und aus vergleichenden Untersuchungen mit Flupentixoldecanoat und Fluspirilen dargestellt werden. Die angstlösende Wirksamkeit dieser Substanzen wird eine besondere Berücksichtigung finden, wobei es selbstverständlich ist, daß der anxiolytische Effekt häufig nicht von dem stimmungsaufhellenden Effekt getrennt werden kann.

Studien zur anxiolytischen Wirksamkeit von Flupentixol

Klinische Erfahrungsberichte und offene Studien

Seit 1965 wurden von mehreren skandinavischen und angelsächsischen Autoren, u.a. von Holst (1965), Sonne (1966), Reiter (1969) und van Coller (1971) günstige Effekte mit Flupentixol bei Patienten mit Angstneurosen, reaktiven Depressionen, psychosomatischen Erkrankungen und funktionellen Organbeschwerden, besonders wenn sie von Angst, Spannung, Erschöpfung, Schwunglosigkeit und depressiver Verstimmung geprägt waren, beschrieben. Patienten mit deutlichen psychosomatischen Beschwerden und mit psychomotorischer Verlangsamung sprachen besonders günstig auf Flupentixol an. Der angstlösende und stimmungsaufhellende Wirkungseintritt erfolgte rasch nach 2 bis 3 Tagen. Die Dosierung von Flupentixol lag im Bereich von 0,5 bis 3 mg/die. Die Verträglichkeit wurde generell als gut bezeichnet, wobei betont wurde, daß vegetative Nebenwirkungen, so wie man sie bei trizyklischen Antidepressiva findet, deutlich seltener auftraten.

Fujiwara et al. (1976) verordneten Flupentixol 1 bis 3 mg/die 45 Patienten mit einer endogenen Depression. Bei 63% der Patienten war in der ersten Behandlungswoche und bei 93% der Patienten nach zwei Behandlungswochen ein günstiger Effekt vor allem auf die depressive Verstimmung, die Angst und die Agitiertheit festzustellen.

Robertson und Trimble (1981) verordneten 16 Patienten mit einer Depression 1 bis 2 mg/die Flupentixol. Auf der Hamilton-Depressionsskala war schon am dritten Tag eine signifikante Reduktion sowohl der Depressionssymptome als auch der Angstsymptome festzustellen. Die therapeutische Wirkung blieb unter fortgesetzter Medikation bis zum 56. Untersuchungstag erhalten. Die Verträglichkeit war außer einer leichten Benommenheit gut.

Zusammenfassend kann festgestellt werden, daß in den genannten klinischen Erfahrungsberichten und offenen Studien übereinstimmend eine stimmungsaufhellende und angstlösende Wirkung von Flupentixol in niedriger Dosierung beschrieben wurde. Bei der Beurteilung dieser Ergebnisse sollte aber bedacht werden, daß in diesen Studien keine standardisierte Diagnostik und Dokumentation erfolgte. Eindeutigere Ergebnisse sind von placebokontrollierten Doppelblindstudien zu erwarten.

Flupentixol im Vergleich mit Placebo

Predescu et al. (1973) führten eine 4wöchige doppelblinde Crossover-Studie mit 30 ambulanten Patienten durch, die an einem „Angst-Depression-Schmerz-Syndrom" bei neurotischen Störungen litten. Die Dosierung betrug 1 bis 3 mg/die. Unter dieser Behandlung war im Vergleich zu Placebo schon nach wenigen Tagen eine signifikante Besserung der Angst und der Depression festzustellen. Die Angst verringerte sich insgesamt am deutlichsten schon in den ersten 2 Tagen, gefolgt von einer geringeren Besserung der Depression nach 6 bis 8 Tagen und den Schmerzen nach 10 Tagen.

Frolund (1974) berichtete über eine placebokontrollierte Studie, an der 85 niedergelassene Ärzte teilnahmen. In die Studie wurden 231 Patienten mit einer Depression aufgenommen. Die Dosis von Flupentixol lag zwischen 0,5 und 1,5 mg/die. Die Besserung der depressiven Symptomatik betrug nach einer Woche unter Flupentixol 55% und unter Placebo 36%, nach zwei Wochen unter Flupentixol 65% und unter Placebo 50%. Diese Differenz war auch unter Berücksichtigung der hohen Placebo-Responce signifikant. Hinsichtlich der Begleitwirkungen war zwischen beiden Prüfbedingungen kein Unterschied festzustellen.

Ovhed (1976) führte eine doppelblinde Crossover-Studie mit Flupentixol und Placebo durch, in die 43 Patienten mit leichteren Angst- und depressiven Störungen eingeschlossen wurden. Die Dosis des Flupentixol betrug 1 mg. Die Bewertung der Krankheitssymptomatik wurde mit einer 5-Punkte-Skala vorgenommen. Nach 4wöchiger Behandlung war unter Flupentixol eine signifikante Besserung der Symptomatik festzustellen, wobei die Besserung in der ersten Untersuchungsperiode ausgeprägter war als in der zweiten. Die Verträglichkeit war sowohl unter Flupentixol als auch unter Placebo gleich gut.

Zusammenfassend ist festzustellen, daß in allen drei genannten Studien eine signifikante Überlegenheit von Flupentixol im Vergleich zu Placebo festgestellt wurde, wobei aber berücksichtigt werden sollte, daß sich auch unter Placebo eine hohe Responderrate fand und nicht in allen Studien eine standardisierte Diagnostik und Verlaufsdokumentation vorgenommen wurde.

Flupentixol im Vergleich mit einem Neuroleptikum

Conway (1981) führte eine offene 4wöchige Studie mit 67 depressiven ambulanten Patienten durch, die einen Hamilton-Score von <20 hatten. Die Patienten wurden entweder mit 1,5 mg/die Flupentixol oder mit einer Kombination von Fluphenazin und Nortriptylin (1,5/30 mg/die) behandelt. Nach vier Wochen war sowohl auf der Hamilton-Depressionsskala als auch auf der Depressions-Selbstbeurteilungsskala von Beck eine signifikante Besserung der Depression und der Angst festzustellen, wobei sich aber beide Prüfbedingungen nicht unterschieden. In der ersten Behandlungswoche war eine etwas schnellere Besserung der depressiven Stimmung und Antriebsminderung unter Flupentixol im Vergleich zur Kombination Fluphenazin und Nortriptylin nachweisbar. Hinsichtlich der Verträglichkeit fanden sich keine wesentlichen Unterschiede zwischen beiden Substanzen.

Flupentixol im Vergleich mit Tranquilizern

Jokinen et al. (1984) berichteten über eine 4wöchige Multicenterstudie mit ambulanten Patienten, die über psychosomatische Störungen klagten. Die Patienten erhielten unter Doppelblindbedingungen entweder 1 bis 2 mg/die Flupentixol oder 5 bis 10 mg/die Diazepam. Die Bewertung der therapeutischen Wirkung wurde auf einer 4-Punkte-Skala vorgenommen. Beide Substanzen zeigten eine vergleichbare Wirksamkeit.

Meyers et al. (1985) publizierten Ergebnisse aus einer 4wöchigen Multicenterstudie mit 113 ambulanten Patienten, bei denen ein psychosomatisches Syndrom diagnostiziert worden war. Die Kranken erhielten unter Doppelblindbedingungen entweder 0,5 bis 2 mg/die Flupentixol oder 2,5 bis 10 mg/die Diazepam oder 100 bis 200 mg/die Sulpirid. Anhand einer 4-Punkte-Beurteilungsskala zeigte Flupentixol eine gleich gute Wirksamkeit wie Diazepam und war gegenüber Sulpirid geringfügig überlegen.

Grillage (1986) stellte die Ergebnisse einer 4wöchigen Multicenterstudie mit 192 ambulanten Patienten vor, die entweder neurotische Depressionen oder Angst und somatische Symptome hatten. Unter Doppelblindbedingungen wurde entweder 0,5 bis 1 mg/die Flupentixol oder 2,5 bis 5 mg/die Diazepam verordnet. Die Beurteilung der Krankheitssymptomatik im Verlauf erfolgte mit der Hamilton-Depressionsskala und einer visuellen Analogskala. In der therapeutischen Wirksamkeit war Flupentixol dem Diazepam überlegen; Nebenwirkungen wurden unter dem Tranquilizer häufiger beobachtet als unter dem Neuroleptikum.

Paulmann (1986) führte eine offene Studie mit Flupentixol (1 bis 3 mg/die) und Bromazepam (6 bis 12 mg/die) durch. In die Untersuchung wurden 60 ambulante Patienten aufgenommen, bei denen unterschiedliche depressive Syndrome vorlagen. Der Krankheitsverlauf wurde mit Hilfe der Hamilton-Angstskala und einer Depressionsskala beurteilt. Im Hinblick auf die Depressivität zeigte sich eine deutliche Überlegenheit des Flupentixol gegenüber dem Bromazepam. Während beim Faktor Angst keine signifikanten Unterschiede in beiden Behandlungsgruppen festgestellt werden konnten, besserten sich die somatischen Symptome der Angst deutlicher unter Flupentixol als unter Bromazepam. Hinsichtlich der Verträglichkeit zeigten sich keine wesentlichen Präparatdifferenzen.

Flupentixol im Vergleich mit Antidepressiva

Rosenberg et al. (1976) berichteten über eine multicentrische Studie mit 215 Patienten, die unter einem Angst-Depression-Asthenie-Syndrom litten. Den

Patienten wurde unter Doppelblindbedingungen entweder 0,5 bis 1,5 mg/die Flupentixol oder 75 bis 100 mg/die Nortriptylin über zwei Wochen verordnet. Die Beurteilung der Symptomatik erfolgte mit einer 4-Punkte-Ratingskala. Bei den Frauen war schon in der ersten Behandlungswoche unter beiden Medikamenten eine signifikante Reduktion der Krankheitssymptome festzustellen, wobei hinsichtlich der anxiolytischen und stimmungsaufhellenden Wirksamkeit Flupentixol signifikant überlegen war. Demgegenüber besserte sich die Symptomatik bei den Männern nur geringfügiger und langsamer, und es war kein Unterschied zwischen beiden Medikamenten nachweisbar. Unter Flupentixol wurden weniger vegetative Begleitwirkungen beobachtet als unter Nortriptylin.

Young et al. (1976) publizierten Ergebnisse einer 6wöchigen Doppelblindstudie mit 60 ambulanten Patienten, die leichte bis mittelschwere Depressionen hatten. Die Tagesdosis des Flupentixols lag im Bereich von 1,5 bis 4,5 mg/die und die von Amitriptylin im Bereich von 70 bis 125 mg/die. Zur Bewertung der Krankheitssymptomatik wurden die Hamilton-Depressionsskala, die Beck-Depressionsskala und die MRC-Depressionsskala eingesetzt. Während sich nach sechs Wochen Behandlung die Gesamtpunktwerte der o. g. Skalen zwischen beiden Prüfbedingungen nicht signifikant unterschieden, konnte für die Angst-Items dieser Skalen eine signifikante Überlegenheit des Flupentixol gegenüber Amitriptylin festgestellt werden. Außerdem war die Verträglichkeit des Neuroleptikums besser als die des Antidepressivums.

Johnson (1979) berichtete über eine 4wöchige Studie bei 66 ambulanten Patienten, die nach dem Kendel-Diagnostik-Index eine neurotische Depression hatten. Unter Doppelblindbedingungen wurden entweder 1,5 bis 3 mg/die Flupentixol oder 25 bis 150 mg/die Nortriptylin verabreicht. In einem weiteren Therapiearm wurde 7,5 bis 15 mg/die Diazepam verordnet. Zur Befunddokumentation wurde die Hamilton-Angstskala sowie das Depressions-Inventar von Beck eingesetzt. Der Autor stellte eine Überlegenheit, im Sinne eines Trends, von Flupentixol im Vergleich zu Nortriptylin fest, während gegenüber Diazepam keine bedeutsamen Differenzen nachweisbar waren. Die anxiolytische Wirkung von Flupentixol trat schneller ein als die von Diazepam und die von Nortriptylin. Über vegetative Begleitwirkungen wurden unter Flupentixol signifikant seltener geklagt als unter Nortriptylin.

Von Moffaert et al. (1983) publizierten Ergebnisse einer Multicenterstudie mit 90 ambulanten Patienten mit depressiver, ängstlicher und psychosomatischer Symptomatik. Diese Patienten erhielten über vier Wochen unter Doppelblindbedingungen entweder das Kombinationspräparat Melitracen-Flupentixol (60 mg/die bzw. 3,0 mg/die) oder 30 mg/die Mianserin. Mit Hilfe der Hamilton-Angstskala und eines globalen Arzturteils wurde eine signifikante Überlegenheit des Mianserin gegenüber dem Kombinationspräparat festgestellt.

Majid (1986) berichtete über eine 6wöchige Doppelblinduntersuchung von 1,0 mg Flupentixol gegen 30 mg/die Mianserin bei 51 ambulanten Patienten, die eine neurotische oder endogene Depression mit sekundärer Angstsymptomatik besaßen. Zur Befunddokumentation wurden die Hamilton-Depressionsskala sowie eine globale Beurteilungsskala verwendet. Es wurde eine geringfügige Überlegenheit des Flupentixol, die allerdings nicht signifikant war, festgestellt. Unter Mianserin wurde signifikant häufiger über Begleitwirkungen geklagt.

Saletu et al. (1976) behandelten sowohl 30 stationäre als auch ambulante Patienten mit einer endomorphen oder psychogenen Depression vier Wochen unter offenen Bedingungen mit einer fixen Kombination von Flupentixol 0,5 bis 3,0 mg/die plus Amitriptylin 10 bis 60 mg/die. Die Befunddokumentation wurde mit dem AMDP-System vorgenommen. Die Autoren registrierten eine stimulierend-aktivierende Wirkung sowie eine anxiolytisch-sedierende Wirkung dieser Substanz.

Bjerrum et al. (1992) führten eine Doppelblindstudie bei 61 ambulanten Patienten mit generalisierten Angstzuständen durch. Dabei wurden über fünf Wochen unter Doppelblindbedingungen entweder 1 mg/die Flupentixol oder 2 mg/die eines neuen Betablockers (CGP361A) oder Placebo verabreicht. Die Hamilton-Angstskala, die Depressionsskala von Beck, die Selbstbeurteilungsskala von Zung sowie der allgemeine Gesundheitsfragebogen von Goldberg und eine globale Beurteilungsskala wurden eingesetzt. Auf der globalen Beurteilungsskala wurden am Ende der Untersuchung eine 80%ige Besserung unter Flupentixol im Vergleich zu einer 78%igen Besserung unter dem Betablocker und einer 50%igen Besserung unter Placebo festgestellt. Nur die Differenz zwischen Flupentixol und Placebo war statistisch signifikant. In der Hamilton-Angstskala und der Depressionsskala von Beck waren keine signifikanten Präparatdifferenzen nachweisbar. Die Verträglichkeit des Flupentixols war im Vergleich zu Placebo nur geringfügig schlechter.

Wurthmann et al. (1995) beschäftigten sich mit der Fragestellung, inwieweit es eine psychopharmakologische Differentialtherapie generalisierter Angststörungen gibt. Die Autoren führten dazu Einzelfallexperimente mit 30 Patienten, welche an therapieresistenten generalisierten Angststörungen litten, durch. Die Prüfsubstanzen Flupentixol 1,5 mg/die, Amitriptylin 30 mg/die, Clotiazepam 15 mg/die sowie Placebo wurden doppelblind und in zufälliger Reihenfolge verabreicht. Jede Präparatebedingung kam viermal in Therapiephasen von einer Woche Dauer zur Anwendung, nach der sich jeweils eine einwöchige Washout-Phase anschloß. Die Gesamtdauer der Untersuchung betrug insgesamt 31 Wochen. Die Diagnose einer generalisierten Angststörung basierte auf den Kriterien des DSMIIIR. Außerdem wurden ein MMPI und der psychische und somatische Befund des AMDP-Systems durchgeführt. Vor Studienbeginn und nach 31 Wochen wurden die Hamilton-Angstskala und die Kurzskala Stimmung/Aktivierung Kusta eingesetzt. Das Kriterium des Behandlungserfolges war jeweils der Hamilton-Gesamtwert am Ende jeder Therapiephase. Bei 19 von 30 Patienten war jeweils eine Substanz den anderen Prüfbedingungen signifikant überlegen, d. h. bei 11 Patienten Clotiazepam, bei 5 Patienten Amitriptylin und bei 3 Patienten Flupentixol. Demgegenüber war Placebo bei keinem Patienten am wirksamsten. Bei 11 Patienten fand sich kein signifikanter Unterschied zwischen den einzelnen Prüfbedingungen. Die Position der Präparate in der Zeitreihe hatte keinen Einfluß auf das Ergebnis des jeweiligen Einzelfallexperimentes. Eine Prädiktion der Responce auf einzelne Medikamente war gruppenstatistisch nicht möglich.

Studien zur anxiolytischen Wirksamkeit von Flupentixoldecanoat

Flupentixoldecanoat in niedriger Dosierung wird in den letzten Jahren zunehmend häufiger bei ängstlich-depressiven Syndromen und psychosomatischen Störungen eingesetzt. Im Vergleich zu dem Kurzzeitneuroleptikum liegen aber weniger Ergebnisse aus kontrollierten Studien vor. Befunde aus diesen Studien sollen im einzelnen dargestellt werden.

Klinische Erfahrungsberichte und offene Studien

Thilmann (1991) und Sitzer (1991) berichteten über positive Erfahrungen mit Flupentixoldecanoat 10 mg im 14tägigen Intervall bei ängstlich-depressiven Syndromen, psychosomatischen Erkrankungen mit Organbeschwerden und chronischen Schmerzsyndromen. Thilmann (1991) verabreichte Kranken mit psychoreaktiven Störungen und funktionellen Organbeschwerden 10 mg im 14tägigen Intervall und setzte bei Patienten mit deutlicher depressiver Symptomatik höhere Dosen, nämlich 20 bis 30 mg alle 14 Tage ein. Hinsichtlich der antidepressiven Wirkung soll Flupentixoldecanoat dem Fluspirilen leicht überlegen sein, die Anxiolyse soll bei beiden Präparaten vergleichbar sein. Vereinzelt klagten die Patienten über eine leichte Sedierung; extrapyramidale Begleitwirkungen wurden unter 10 mg Flupentixoldecanoat alle 14 Tage nicht beobachtet. Bei psychoreaktiven Störungen sollte die Therapie auf einen Zeitraum von zunächst 6 bis 8 Wochen begrenzt werden.

Sieberns (1982) legte Ergebnisse einer multicentrisch angelegten offenen Studie mit Flupentixoldecanoat in niedriger Dosierung vor. In die Untersuchung wurden 58 Patienten mit ängstlich-depressiven Beschwerdebildern unterschiedlicher Genese oder psychosomatischen Erkrankungen aufgenommen. Es war eine Behandlungsdauer von 6 bis 12 Wochen bei einer Dosierung von 5 bis 10 mg Flupentixoldecanoat alle 14 Tage vorgesehen. Zur Beurteilung des Schweregrades und des Verlaufs der Erkrankung wurde eine Depressions-Fremdbeurteilungs-Skala für Zielsymptome und Nebenwirkungen eingesetzt. Alle 58 Patienten wurden mindestens 8 Wochen mit Flupentixoldecanoat behandelt. 34 Patienten erhielten 10 mg, 7 Patienten 6 mg, 6 Patienten 20 mg, 5 Patienten zuerst 6 mg und später 10 mg sowie 6 Patienten weniger als 6 mg alle 14 Tage. Nach dem Urteil des behandelnden Arztes war der globale Behandlungserfolg bei 31 Patienten sehr gut, bei 20 Patienten gut, bei 5 Patienten mäßig und bei 2 Patienten unverändert. Die Punktwerte für die Symptome Angst, Depressivität, Reizbarkeit, seelische Erschöpfung, innere Unruhe, Antriebsminderung, Interesselosigkeit und Schlafstörungen nahmen in den 8 Wochen kontinuierlich ab. Dabei betrug die Besserungsrate ca. 75%. Die Nebenwirkungen waren insgesamt gering, am häufigsten, d.h. von 7 Patienten, wurde über Mundtrockenheit geklagt.

Budde und Sieberns (1991) publizierten Ergebnisse einer breit angelegten, naturalistischen Studie in Allgemeinpraxen, in die 4772 Patienten einbezogen worden. Bei Aufnahme in die Studie boten mehr als 80% der Patienten ein depressives Syndrom, 50% Angst und psychosomatische Beschwerden, und 25% der Patienten litten unter chronischen Schmerzen. Mehr als

70% aller Patienten hatten gleichzeitig zwei oder mehrere der aufgeführten Syndrome. Die Patienten wurden mit einen flexiblen Dosierung zwischen 6 und 14 mg Flupentixoldecanoat alle 14 Tage behandelt. Die durchschnittliche Dosis am Ende der Studie betrug 10 mg alle 14 Tage. Die Behandlungsdauer erstreckte sich über 10 Wochen. Zur Beurteilung des Schweregrades der Symptomatik und der Nebenwirkungen wurden verschiedene Symptom- und Nebenwirkung-checklisten eingesetzt. Zusätzlich wurde eine globale Beurteilung von Wirkung und Verträglichkeit am Ende der Untersuchung vorgenommen.

Ca. 70% der Kranken zeigten bei Aufnahme in die Studie eine depressive Verstimmung mit starker Ausprägung. Nach 14 Tagen Behandlung hatten nur noch 25% ein unverändert schweres Krankheitsbild, und nach 10 Wochen war die depressive Verstimmung nur noch bei 4% der Patienten stark ausgeprägt. Bei 66% der Kranken war es zu einer Verbesserung der Symptomatik gekommen und bei 27% zu einer vollständigen Remission. Bei Studienbeginn hatten 70% der Patienten Angst in schwerer Ausprägung, am Ende der Behandlung traf dies nur auf 4% zu. Bei 67% der Patienten war es nach 10 Wochen Behandlung zu einer deutlichen Verbesserung der Angst und bei 27% zu einer kompletten Remission dieser Symptome gekommen. Psychosomatische Beschwerden und chronische Schmerzen besserten sich ebenfalls erheblich. Die Wirksamkeit von Flupentixoldecanoat wurde von den behandelnden Ärzten bei 40% der Patienten mit sehr gut, bei 41% mit gut und bei 12% mit ausreichend beurteilt. Nur bei 7% der Patienten wurde eine unbefriedigende Wirksamkeit konstatiert. Die Verträglichkeit wurde von den Patienten mit 60% als sehr gut, in 34% als gut, in 3,5% als ausreichend und in 2,5% als unbefriedigend beurteilt. Bei 9,2% der Patienten wurden Nebenwirkungen beobachtet, bei 2,1% leichte extrapyramidale Störungen. Der Wirkungseintritt erfolgte nach ca. zwei Wochen. Die günstigsten Therapieergebnisse wiesen Patienten unter 40 Jahre ohne Vorbehandlung mit Psychopharmaka und einer Krankheitsdauer unter einem Jahr auf.

Flupentixoldecanoat im Vergleich mit Fluspirilen

Nachdem Flupentixoldecanoat neben Fluspirilen in den letzten Jahren bei ängstlich-depressiven Syndromen und psychosomatischen Beschwerden zunehmend häufiger verabreicht wurde, lag es nahe, die Wirkungsprofile und die Verträglichkeit dieser beiden Substanzen in kontrollierten Studien zu prüfen. Es wurden bisher zwei vergleichende Untersuchungen mit Flupentixoldecanoat und Fluspirilen durchgeführt, deren Ergebnisse hier vorgestellt werden sollen.

Tegeler et al. (1992) berichteten über eine multicentrische Studie mit Flupentixoldecanoat versus Fluspirilen. Patienten von 11 niedergelassenen Psychiatern wurden den beiden Behandlungsgruppen randomisiert zugeteilt. Beide Depot-Neuroleptika wurden unter einfachblinden Bedingungen verabreicht, wobei die Patienten der Flupentixoldecanoat-Gruppe jede zweite Woche eine Placebo-Injektion erhielten. Die Prüfdauer betrug 8 Wochen.

Das Alter der Patienten sollte zwischen 18 und 60 Jahren liegen. Es sollten nur Patienten in die Untersuchung aufgenommen werden, die nach ICD 9 eine Angstneurose, eine neurotische Depression, eine depressive Entwicklung oder körperliche Funktionsstörungen psychischen Ursprungs hatten. Zur Vorbehandlung mußten folgende Bedingungen erfüllt sein: kein Depot-Neuroleptikum, kein orales Neuroleptikum in den letzten 8 Wochen und kein Antidepressivum bzw. Benzodiazepin in der letzten Woche.

In die Untersuchung wurden nur Patienten aufgenommen, die entweder auf der Hamilton-Depressions-Skala oder auf der Hamilton-Angst-Skala einen Punktwert von mindestens 18 aufwiesen. Als Hauptprüfvariablen wurden die Hamilton-Depressions-Skala und die Hamilton-Angst-Skala sowie der klinische Gesamteindruck CGI verwendet. Die Patienten beurteilten ihr Befinden mit der Depressivitäts-Skala nach von Zerssen und dem State-Trait-Anxiety-Inventory. Vom Patienten vorgetragene oder objektiv beobachtete Begleitwirkungen wurden mit einer Skala für unerwünschte Arzneimittel-Wirkungen (UAW) erfaßt. Extrapyramidal-motorische Begleitwirkungen wurden mit der EPS-Skala von Simpson und Angus und mit der von Tegeler entwickelten Akathisie-Skala (unveröffentlicht) dokumentiert.

Alle therapeutischen Zielgrößen wurden mit Hilfe von Kovarianzanalysen, bei denen der Ausgangsbefund als Kovariable diente, analysiert. Die globalen Abschlußurteile über den therapeutischen Erfolg und die Verträglichkeit wurden mit Hilfe rangstatistischer Verfahren (U-Test nach Wilcoxon, Mann und Whitney) bewertet.

Die Prüfung wurde an 123 Patienten in 11 Nervenarztpraxen durchgeführt. Alters- und Geschlechtsverteilung der Patienten sowie die Verteilung der Diagnosen finden sich in Tabelle 1. Die überwiegende Mehrzahl der Kranken wurde mit einer Dosis von 10 mg Flupentixoldecanoat alle 3 Wochen oder 1,5 mg Fluspirilen pro Woche behandelt.

Die Wirksamkeit beider Depot-Neuroleptika hinsichtlich der Hauptkriterien ist in Abb. 1 und Abb. 2 dargestellt. In der ärztlichen Beurteilung anhand der HAMD und HAMA zeigt sich eine statistisch signifikante Besserung von Depression und Angst im Laufe der 8wöchigen Behandlung. Differenzen zwischen den Präparaten finden sich dabei nicht. Auch zwischen den einzelnen Diagnosegruppen sind keine Unterschiede in der Wirksamkeit zwischen beiden Depot-Neuroleptika zu belegen.

Mit Hilfe der Selbstbeurteilung der Patienten zeigt sich ebenfalls eine signifikante Besserung der Symptomatik. In beiden Skalen (Depressivitäts-Skala nach von Zerssen und State-Trait-Anxiety-Inventory STAI-X1) liegen die Anfangs-Scores in der Fluspirilen-Gruppe höher, dementsprechend ist

Tabelle 1. Patienten-Stichprobe. Demographische und diagnostische Daten

		Alter $\bar{x}$ (SD)	Depression ICD 300.4	ICD 309.1	Angst ICD 300.0	Psychosomatische Beschwerden ICD 306	n
Flupentixol-	m	42,2 (11,6)	9	–	7	10	26
decanoat	w	40,4 (12,2)	15	1	14	6	36
Fluspirilen	m	38,1 (9,7)	8	–	7	3	18
	w	45,4 (10,1)	21	2	8	12	43
			53	3	36	31	123

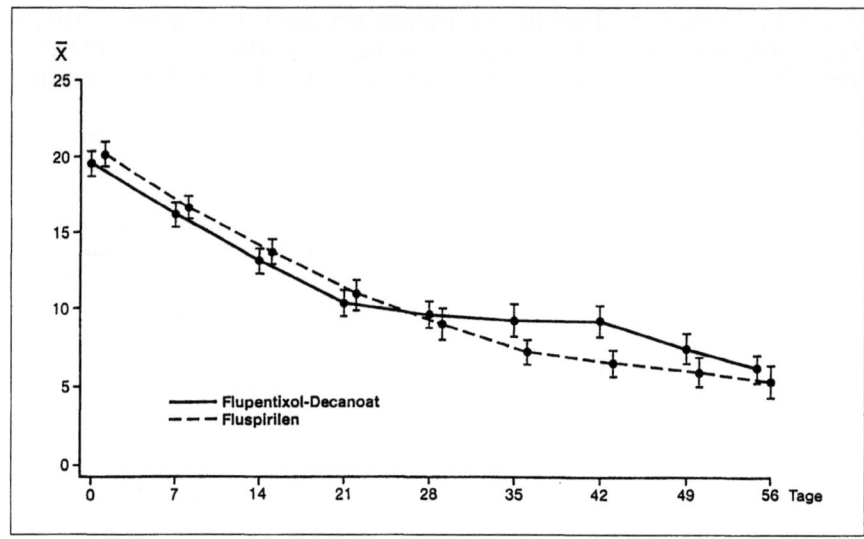

Abb. 1. Hamilton-Depressions-Skala: x ± S.E.M.

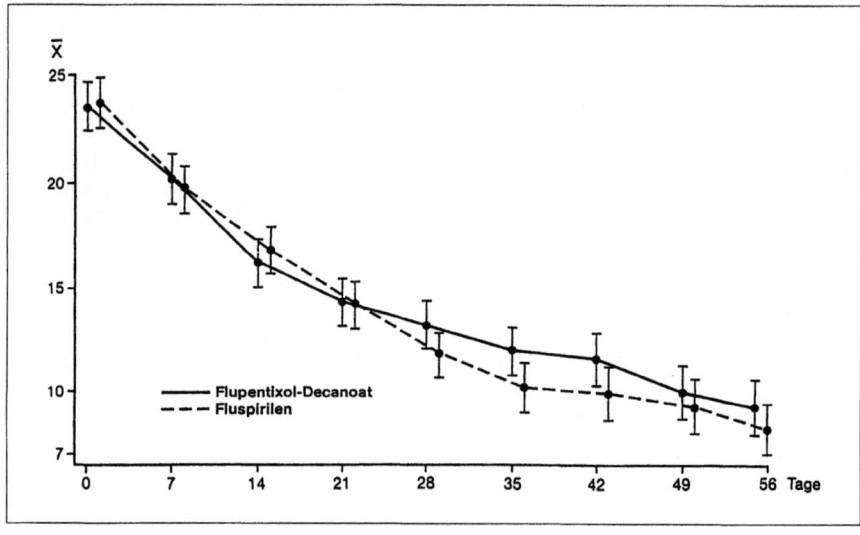

Abb. 2. Hamilton-Angst-Skala: x ± S.E.M.

die Symptomreduktion deutlicher (Abb. 3 und Abb. 4). Dennoch sind kovarianzanalytisch keine statistisch bedeutsamen Unterschiede zwischen den beiden Medikamenten zu sichern.

Das ärztlich Abschlußurteil (Tabelle 2) belegt die gute Wirksamkeit und Verträglichkeit beider Medikamente. Zwischen den Behandlungsgruppen

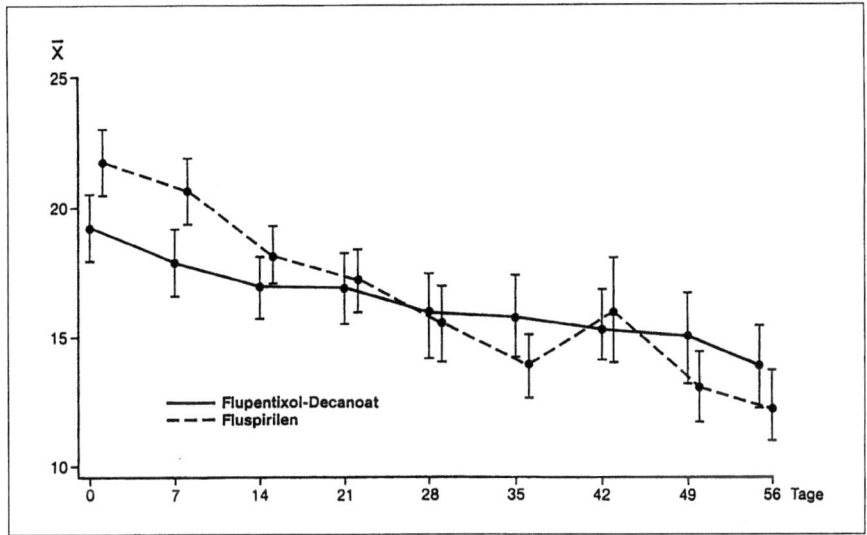

Abb. 3. Selbstbeurteilung: Depressivitäts-Skala nach v. Zerssen: x ± S.E.M.

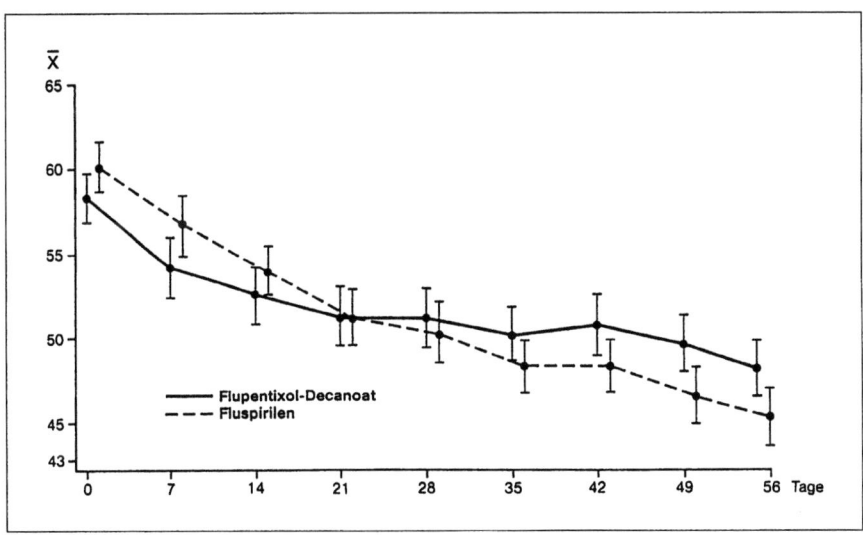

Abb. 4. Selbstbeurteilung: Zustandsangst STAI-X1: x ± S.E.M.

bestehen keine statistisch signifikanten Unterschiede. Die allgemeine Verträglichkeit beider Medikamente war gut, relevante Gruppendifferenzen sind nicht nachweisbar. Vereinzelt wurde über Müdigkeit geklagt, klinisch bedeutsame extrapyramidal-motorische Begleitwirkungen traten nicht auf.

Tabelle 2. Ärztliches Abschlußurteil

Globaler therapeutischer Befund	Flupentixoldecanoat	Fluspirilen
sehr gebessert	17	22
gut gebessert	23	21
leicht gebessert	15	7
unverändert	1	7
leicht verschlechtert	2	1
sehr verschlechtert	–	–
$p = 0,49$		
Verträglichkeit	Flupentixoldecanoat	Fluspirilen
sehr gut	37	40
gut	19	15
ausreichend	–	2
unbefriedigend	1	1
$p = 0,75$		

In beiden Behandlungsgruppen wurde die Therapie bei jeweils 7 Patienten vorzeitig abgebrochen. Die Gründe hierfür waren unterschiedlich und lassen keinen Zusammenhang mit der jeweiligen Behandlung erkennen.

Anders als in der von Osterheider (1991) durchgeführten unicentrischen Doppelblindprüfung mit Flupentixoldecanoat versus Fluspirilen wurde die hier vorgestellte Untersuchung in Form einer multicentrischen Prüfung bei 11 niedergelassenen Nervenärzten mit einer größeren Patientenzahl, aber unter Einfachblindbedingungen, durchgeführt. Durch diesen methodischen Ansatz mußte eine zusätzliche Störvarianz in Form von Zentrumseffekten in Kauf genommen werden.

Flupentixoldecanoat und Fluspirilen zeigten anhand der beiden Hauptprüfvariablen HAMD und HAMA eine gute und vergleichbare Besserung von Angst, Depression und psychosomatischen Beschwerden. In dem Selbstbeurteilungsverfahren D-S und STAI-X1 wurden leichte, aber statistisch unbedeutende Vorteile der Fluspirilen-Behandlung festgestellt, die zum Teil durch einen Randomisierungs-Bias bedingt sind. In der mit Fluspirilen behandelten Patientengruppe wurden mehr als doppelt so viele weibliche wie männliche Patienten eingeschlossen, die sich zudem durch teilweise signifikant höhere Ausgangswerte auf den Selbstbeurteilungs-Skalen auswiesen und deshalb eine deutlichere Remission erkennen ließen.

Beide Substanzen waren gut verträglich, nur vereinzelt wurde über Müdigkeit geklagt. Auf der EPS-Skala nach Simpson und Angus und der Akathisie-Skala (Tegeler) wurden keine bedeutsamen unerwünschten Wirkungen dokumentiert. Dieses Ergebnis entspricht dem Befund einer anderen kontrollierten Studie, in der die Langzeitverträglichkeit von Fluspirilen 1,5 mg/Woche geprüft wurde (Tegeler et al. 1990b).

Osterheider (1991) publizierte Ergebnisse einer unicentrischen Doppelblindstudie mit Flupentixoldecanoat und Fluspirilen. Die Einschlußkriterien für diese Studie waren hinsichtlich der Diagnosen und dem Schweregrad der Erkrankung vergleichbar mit den Einschlußkriterien der Untersuchung von Tegeler et al. (1992). Der psychopathologische Status wurde ebenfalls mit den Hamilton-Skalen für Depression und Angst und der CGI-Skala erfaßt, zur Selbstbeurteilung wurden ebenfalls die Depressions-Skala nach von Zerssen und der STAI-X1 eingesetzt. Unerwünschte Wirkungen wurden auf einer Skala registriert, und für extrapyramidal-motorische Begleitwirkungen wurden die Webster-Parkinson-Skala, die Akathisie-Skala nach Tegeler und die Skala zur Beurteilung abnormer unwillkürlicher Bewegungen (SKAUB) eingesetzt.

Patienten der Flupentixoldecanoat-Gruppe erhielten 10 mg dieser Substanz alle 2 Wochen, alternativ eine zweiwöchentliche Placebo-Injektion. Die Patienten der Fluspirilen-Gruppe erhielten wöchentlich 1,5 mg Fluspirilen i.m.

Im Laufe der 8wöchigen Behandlung kam es zu einer signifikanten Besserung der Gesamtpunktwerte der Hamilton-Depressions-Skala und der Hamilton-Angst-Skala, wobei sich aber beide Präparate in ihrer Wirksamkeit nicht unterschieden (Abb. 5, Abb. 6).

Gruppenunterschiede, aber nur im Sinne eines Trends, waren auf der CGI-Skala festzustellen. Hier fand sich für den Wirksamkeitsindex therapeutischer Effekt an den Untersuchungstagen 21 und 49 eine geringfügig bessere Beurteilung des Flupentixol, die aber zum Untersuchungsende nicht mehr nachweisbar war (Abb. 7).

Auf beiden Selbstbeurteilungsskalen gaben Patienten eine deutliche Besserung der Angst, der Depression und der psychosomatischen Beschwerden an, wobei sich Flupentixoldecanoat und Fluspirilen nicht unterschieden.

Hinsichtlich der extrapyramidal-motorischen Begleitwirkungen fanden sich auf der Akathisie-Skala und der Parkinson-Skala von Webster an ein-

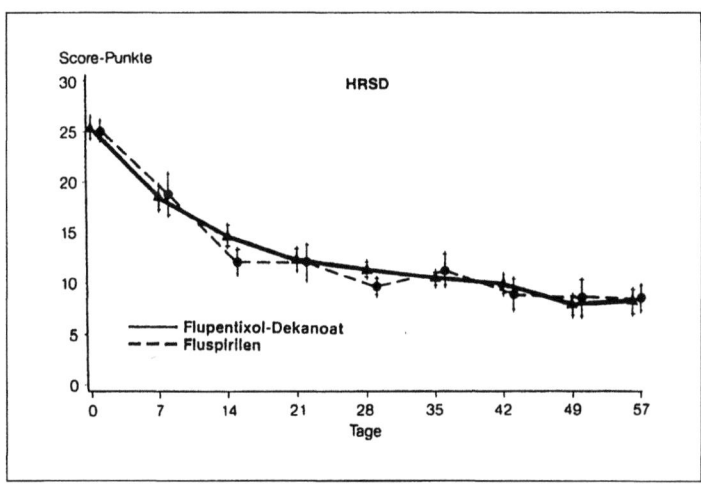

Abb. 5. Hamilton-Depressions-Skala

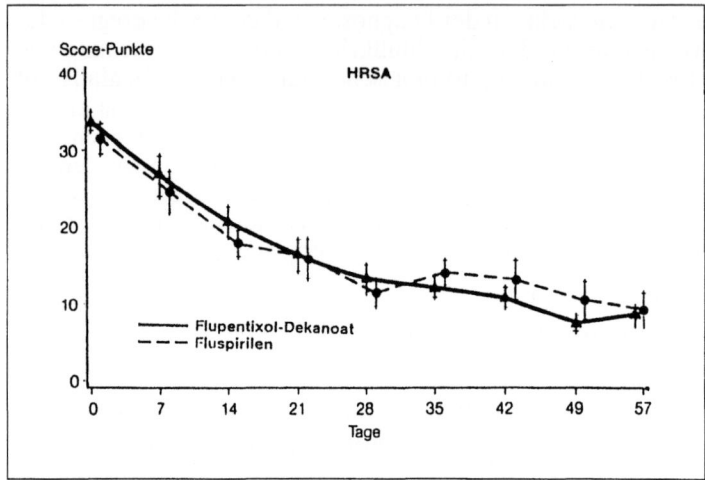

Abb. 6. Hamilton-Angst-Skala

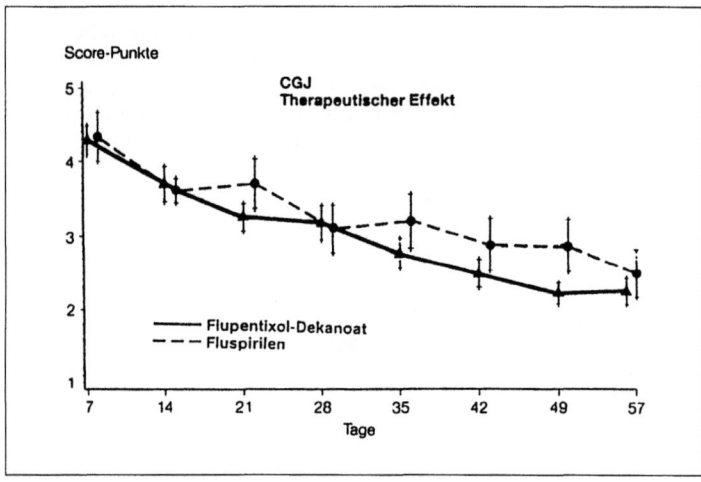

Abb. 7. CGI

zelnen Prüfterminen signifikant höhere Scores für Flupentixoldecanoat, während unter Fluspirilen häufiger diskrete unwillkürliche Bewegungen auf der SKAUB registriert wurden. Dabei ist aber zu bedenken, daß die Punktwerte für die verschiedenen extrapyramidal-motorischen Begleitwirkungen insgesamt sehr niedrig waren.

Zur Langzeit-Verträglichkeit einer Neuroleptanxiolyse mit Fluspirilen 1,5 mg/Woche

In den letzten Jahren wurde häufiger die Sorge geäußert, daß es unter einer langfristigen Verabreichung von Fluspirilen 1,5 mg/Woche vermehrt zu Spätdyskinesien kommen könnte. Wir führten deshalb in Zusammenarbeit mit niedergelassenen Ärzten eine kontrollierte Studie zur Langzeit-Verträglichkeit einer Neuroleptanxiolyse mit Fluspirilen 1,5 mg/Woche durch (Tegeler et al. 1990b).

276 Patienten wurden von einem Arzt unserer Klinik auf Hinweise von Spätdyskinesien, Parkinson-Syndromen und Akathisien untersucht. Es handelte sich dabei um Patienten mit Angst, erlebnisreaktiven Störungen oder psychosomatischen Beschwerden, die innerhalb der letzten 3 Jahre mindestens 26 Injektionen mit maximal 1,5 mg Fluspirilen/Woche oder während dieser Zeit Benzodiazepine erhalten hatten. In beiden Patientengruppen waren niemals andere Neuroleptika verabreicht worden. Der Untersucher wußte nicht, welcher der beiden Gruppen ein Patient angehörte.

Von den 276 untersuchten Patienten zählten 155 zur Fluspirilen-Gruppe und 121 zur Benzodiazepin-Gruppe. Beide Gruppen unterschieden sich nicht wesentlich in der Geschlechts- und Altersverteilung, der Krankheitsdauer und der Häufigkeit einer psychotropen Zusatzmedikation. Die Behandlungsdauer mit Benzodiazepinen mit einem Mittelwert von 45,7 Monaten war aber signifikant länger als diejenige von Fluspirilen mit einem Mittelwert von 17,5 Monaten. Außerdem war eine Kontinuität der Behandlung unter Benzodiazepinen signifikant häufiger als unter Fluspirilen.

Die Mittelwerte der Gesamt-Scores der Spätdyskinesie-Skala (AIMS), der Akathisie-Skala und der Simpson-Angus-Skala für extrapyramidale Symptome (EPS) waren insgesamt sehr niedrig und wiesen keine signifikanten Gruppendifferenzen auf (Tabelle 3).

In der Fluspirilen-Gruppe fand sich eine positive Korrelation zwischen Alter und psychotroper Zusatzmedikation mit dem Gesamt-Score der Spätdyskinesie-Skala und der Akathisie-Skala, aber es bestand kein Zusammenhang zwischen der Dauer und der Kontinuität der Behandlung mit Fluspirilen einerseits und der Ausprägung der Spätdyskinesien andererseits.

In beiden Gruppen zeigten jeweils 10 Patienten (6,9% in der Fluspirilen-Gruppe und 8,3% in der Benzodiazepin-Gruppe) Symptome abnormer unwillkürlicher Bewegungen. Dabei handelte es sich häufiger um Frauen als um Männer, eher um ältere Personen und um Kranke, die häufiger relativ kurz mit Fluspirilen behandelt worden waren.

Es gilt als sicher, daß ca. 4% bis 8% der älteren Menschen, ohne daß sie Neuroleptika erhalten haben, spontane orale Hyperkinesen aufweisen. Diese Häufigkeit entspricht in etwa den genannten prozentualen Häufigkeiten in beiden Behandlungsgruppen. Aus den Ergebnissen dieser Untersuchung ergeben sich keine Hinweise auf ein erhöhtes Risiko von Spätdyskinesien unter einer durchschnittlich 18monatigen Behandlung mit Fluspirilen 1,5 mg/Woche. Da ältere Personen und Kranke mit einer hirnorganischen Vorschädigung besonders zur Entwicklung von Spätdyskinesien prädestiniert sind, sollte bei diesem Personenkreis besonders auf Frühsymptome derartiger Be-

Tabelle 3. Differenzen der Gesamtpunktwerte in der Fluspirilen/Benzodiazepin-Vergleichsstudie von Tegeler et al.

	Fluspirilen 1,5 mg	Benzodiazepine	p
AIMS			
mittl. Gesamtwert	1,87	1,74	
kovarianzanalytisch angepaßte Mittelwerte	1,97	1,63	0,39
U-Test			0,62
AKATHISIE			
mittl. Gesamtwert	4,10	3,96	
kovarianzanalytisch angepaßte Mittelwerte	4,17	3,88	0,60
U-Test			0,75
EPS			
mittl. Gesamtwert	0,16	0,59	
kovarianzanalytisch angepaßte Mittelwerte	0,17	0,58	0,02
U-Test			0,14

Erläuterung: AIMS = Spätdyskinesie-Skala, EPS = Skala für extrapyramidale Symptome

wegungsstörungen geachtet, die Dosierung evtl. auf 1,0 mg Fluspirilen/Woche reduziert und die Behandlungsdauer zeitlich limitiert werden.

Schlußfolgerungen

Die angstlösende und stimmungsaufhellende Wirksamkeit von Flupentixol wurde in zahlreichen kontrollierten Studien gegen Placebo oder gegen Neuroleptika, Tranquilizer oder Antidepressiva untersucht. In diesen Studien war Flupentixol dem Placebo deutlich und den Vergleichssubstanzen hinsichtlich einzelner Wirkungsparameter überlegen oder zumindest gleichwertig. Die Wirkungslatenz von 0,5 bis 3 mg/die Fluanxol war meistens wesentlich kürzer als bei den Antidepressiva. Die Verträglichkeit von Flupentixol in niedriger Dosierung kann generell als gut bezeichnet werden, wobei vegetative Begleitwirkungen seltener als unter trizyklischen Antidepressiva sind und extrapyramidal-motorische Begleitwirkungen nicht gehäuft beobachtet wurden.

Flupentixoldecanoat 10 mg alle 14 Tage hat, wie sich aus umfangreichen offenen Studien und aus 2 kontrollierten Studien gegen Fluspirilen 1,5 mg/Woche ergibt, eine gute anxiolytische und stimmungsaufhellende Wirkung. Die Verträglichkeit dieses Depot-Neuroleptikums in niedriger Dosierung ist insgesamt gut, vegetative und extrapyramidale motorische Begleitwirkungen werden nur sehr selten beobachtet.

Abschließend soll die Bedeutung mehrdimensionaler Therapieansätze bei Angst, Depression und psychosomatischen Störungen, in denen Pharmako- und Psychotherapie gemeinsam zum Einsatz kommen, betont werden (Tegeler 1995).

Literatur

Bjerrum H, Allerup P, Thunedborg K, Jakobsen K, Bech P (1992) Treatment of generalized anxiety disorder: comparison of a new beta-blocking drug (CGP361A), low-dose neuroleptic (flupenthixol), and placebo. Pharmacopsychiat 25:229–232

Budde G, Siebers S (1991) Niedrigdosierte Neuroleptika bei ängstlich-depressiven Syndromen: Nutzen und Risiko. In: Pöldinger W (Hrsg) Niedrigdosierte Neuroleptika bei ängstlich-depressiven Zustandsbildern und psychosomatischen Erkrankungen. Braun, Karlsruhe, S 124–132

Conway JF (1981) Flupenthixol versus combined fluphenazine-nortriptyline in depressive illness. Practitioner 225:400–404

Fujiwara J, Ishino H, Baba O, Hanaoka M, Sasaki K, Otsuki S (1976) Effect of flupenthixol on depression with special reference to combination use with tricyclic antidepressants. Acta psychiat scand 54:99–105

Grillage M (1986) Neurotic depression accompanied by somatic symptoms: a double-blind comparison of flupenthixol and diazepam in general practice. Pharmatherapeutica 4 (9):561–570

Heinrich K, Lehmann E (1988) Fundamentals and results of controlled studies in neuroleptanxiolysis. Eur J Psychiat 2:96–102

Holst B (1965) N 7009 in the treatment of anxiety states. Nord Psykiat T 19:59

Janke W, Wohlfarth R (1991) Zur emotionalen Wirkung von Neuroleptika bei gesunden Personen. In: Pöldinger W (Hrsg) Niedrigdosierte Neuroleptika bei ängstlich-depressiven Zustandsbildern und psychosomatischen Erkrankungen. Braun, Karlsruhe, S 9–22

Johnson DAW (1979) A double-blind comparison of flupenthixol, nortriptyline and diazepam in neurotic depression. Acta psychiat scand 59:1–8

Laakmann G (1988) Niedrig dosierte Neuroleptika in der Behandlung von Angstzuständen – Ergebnisse einer Ambulanzstudie. In: Hippius H, Laakmann G (Hrsg) Therapie mit Neuroleptika-Niedrigdosierung. perimed, Erlangen, S 60–78

Majid I (1986) A double-blind comparison of once-daily flupenthixol and mianserin in depressed hospital out-patients. Pharmatherapeutica 4, 7:405–410

Meyers C, Vranckx C, Elgen K (1985) Psychosomatic disorders in general practice: comparisons of treatment with flupenthixol, diazepam and sulpiride. Pharmatherapeutica 4, 4:244–250

Müller-Spahn F, Meller I (1988) Niedrig dosierte Neuroleptika in der Depressionsbehandlung. In: Hippius H, Laakmann G (Hrsg) Therapie mit Neuroleptika-Niedrigdosierung. perimed, Erlangen, S 39–53

Paulmann F (1986) Behandlung von depressiven Störungen. Fortschritte der Medizin 10:218–222

Predescu V, Ciurezu T, Timofte G, Roman I (1973) Die günstige symptomatische Beeinflussung des Syndrom-Komplexes Angst – Depression – Algesie bei Neurosen durch Flupentixol (Fluanxol*). Acta psychiat scand 49:15–27

Osterheider M (1991) Flupentixol(decanoat) bei Patienten mit depressivem Syndrom. Forschungsüberblick und vorläufige Ergebnisse einer laufenden Untersuchung zum Vergleich von Flupentixoldecanoat mit Fluspirilen und anderen Referenzsubstanzen. In: Pöldinger W (Hrsg) Niedrigdosierte Neuroleptika bei ängstlich-depressiven Zustandsbildern und psychosomatischen Erkrankungen. Braun, Karlsruhe, S 124–132

Ovhed I (1976) A double-blind study of flupenthixol /Fluanxol) in general practice. Curr Med Res Opin 4:144–150

Reiter PJ (1969) Flupentixol, ein Antidepressivum aus einer neuen chemischen Gruppe. Brit J Psychiat 115:1399–1402

Robertson MM, Trimble MR (1981) The antidepressant action of flupenthixol. Practitioner 225:761–763

Rosenberg IU, Ostensen AI, Fonnelop H (1976) Flupenthixol-Nortriptyline in the treatment of patients with anxiety-depression-asthenia (the „ADA-Syndrome"). T norske Laegeforen 96:229–233

Saletu B, Schanda H, Grünberger J (1976) The treatment of endomorphous and psychogenic depression with a fixed combination of amitriptyline/flupenthixol (Lu 7410). International Pharmacopsychiatry 11, 2:109–128

Sieberns S (1982) Erfahrungen mit Flupentixoldecanoat (Fluanxol® Depot) bei der Behandlung depressiver Verstimmungszustände. Therapiewoche 32:1184–1189

Sitzer G (1991) Einsatz niedrigdosierter Depotneuroleptika unter psychosomatischen Aspekten in der nervenärztlichen Praxis. Indikationen, Dosierungen und Lanzeiterfahrungen. In: Pöldinger W (Hrsg) Niedrigdosierte Neuroleptika bei ängstlich-depressiven Zustandsbildern und psychosomatischen Erkrankungen. Braun, Karlsruhe, S 115–121

Sonne LM (1971) Flupentixol (FluanxolZ) bei der Behandlung depressiver Zustände. Nord Psychiat Tidsskr 25:454–463

Tegeler J (1988) Verträglichkeit niedrigdosierter Neuroleptika in Kurz- und Langzeittherapie. In: Hippius H, Laakmann G (Hrsg) Therapie mit Neuroleptika-Niedrigdosierung. Perimed, Erlangen, S 80–91

Tegeler J (1995) Psychopharmakotherapie bei psychosomatischen Störungen. In: Heinrich K, Klieser E, Strauß WH, Lemmer W (Hrsg) Entwurf und Praxis mehrdimensionaler Therapie in der Psychiatrie. Janssen GmbH, Neuss, S 100–118

Tegeler J, Lehmann E, Heinrich K (1990a) Neuroleptanxiolyse – Fluspirilen in niedriger Dosierung. Münch med Wschr 132:635–638

Tegeler J, Lehmann E, Weiher A, Heinrich K (1990b) Safety of long-term neurolept-anxiolysis with fluspirilene 1,5 mg per week. Pharmacopsychiat 23:259–264

Tegeler J, Merz FP, Beneke M, Rasmus W (1992) Niedrigdosierte Neuroleptika bei der Behandlung von Angst und Depression: Flupentixol-Dekanoat versus Fluspirilen. In: Gaebel W, Laux G (Hrsg) Biologische Psychiatrie, Synopsis 1990/1991. Springer, Berlin, Heidelberg, New York, London, Paris, Tokyo, Hong Kong, Barcelona, Budapest, S 373–377

Thilmann J (1991) Differentielle Anwendung von niedrigdosierten Depotneuroleptika in der psychiatrischen Fachpraxis. In: Pöldinger W (Hrsg) Niedrigdosierte Neuroleptika bei ängstlich-depressiven Zustandsbildern und psychosomatischen Erkrankungen. Braun, Karlsruhe, S 108–112

Van Coller PE (1971) Flupenthixol (Fluanxol) in the treatment of psychosomatic disorders in medicine. Psychosomatics 32:256–259

Van Moffaert M, Dierick M, Meulemeester FDE, Vereecken A (1983) Treatment of depressive anxiety states associated with psychosomatic symptoms. A double-blind multicentre study: mianserin versus melitracen-flupentixol. Acta psychiat belg 83:525–539

Wurthmann C, Klieser E, Lehmann E (1995) Psychopharmakologische Differentialtherapie generalisierter Angststörungen – Ergebnisse einer Studie mit 30 Einzelfallexperimenten. Fortschr Neurol Psychiatr 63, Thieme, Stuttgart, New York, S 303–309

Young JPR, Hughes WC, Lader MH (1976) A controlled comparison of flupenthixol and amitriptyline in depressed outpatients. Brit Med Journal 1:1116–1118

Katamnese von Flupentixoldecanoat in der Niedrigdosierung

W. Rasmus

Einleitung

Der Einsatz von niedrigdosierten Neuroleptika bei der Behandlung von ängstlichen und depressiven Störungen wird häufig kritisch beurteilt, zumal auch unter einer relativen Niedrigdosierung dieser Substanzklasse mit dem Auftreten sog. Spätdyskinesien gerechnet wird (Möller 1989, Benkert 1989). Zudem werden Erkrankungen aus diesem Formenkreis in der Regel als Indikationsfeld für klassische Tranquilizer und Antidepressiva angesehen, Substanzen, denen ein weit weniger gravierendes Nebenwirkungsspektrum nachgesagt wird. Demgegenüber stehen jedoch epidemiologische Untersuchungsergebnisse von Marsden et al. (1980), die auf die Beobachtung hinweisen, daß tardive Dyskinesien auch bei solchen Patienten beobachtet werden können, die nie mit einem Neuroleptikum behandelt wurden. Die Häufigkeit, mit der Spätdyskinesien auftreten, auch wenn nie Neuroleptika eingenommen wurden, liegt bei unter 1%, während in 20–40% der Fälle Spätdyskinesien nach Neuroleptikaeinnahme auftreten. Tardive Dyskinesien sind, so vermuten die Autoren, auf eine Überstimulation der Dopaminmechanismen zurückzuführen.

In Deutschland werden im wesentlichen zwei Neuroleptika in Niedrigdosierung bei der Behandlung von Angst und Depression eingesetzt: Fluspirilen und Flupentixol.

Zu Flupentixoldecanoat in der Niedrigdosierung (6–10 mg alle 14 Tage) liegt nur eine Arbeit über die Inzidenz von tardiven Dyskinesien vor, in der das Auftreten von tardiven Dyskinesien zumindest nicht ausgeschlossen wird (Fritze u. Spreda 1997). Mit Fluspirilen (1–1,5 mg jede Woche) hat Tegeler (Tegeler u. Lehmann 1990, Tegeler et al. 1990) Untersuchungen durchgeführt und gefunden, daß tardive Dyskinesien nach der Behandlung mit Fluspirilen nicht häufiger sind als nach der Behandlung mit Benzodiazepinen. Im vorliegenden Beitrag werden die Ergebnisse einer Follow-up-Studie berichtet, in der 360 Patienten mit Flupentixoldecanoat in der Niedrigdosierung oder verschiedenen Vergleichssubstanzen behandelt wurden.

Methoden

Die Behandlung der Patienten war in fünf Vergleichsstudien erfolgt. Vier der Studien waren doppelblind und eine einfachblind:
– Studie 1: Flupentixoldecanoat vs. Fluspirilen 2mal 30 Patienten:
– Studie 2: Flupentixoldecanoat vs. Doxepin 2mal 30 Patienten;

- Studie 3: Flupentixoldecanoat vs. Imipramin 2mal 30 Patienten;
- Studie 4: Flupentixoldecanoat vs. Amitriptylin 2mal 30 Patienten;
- Studie 5: einfachblind, Flupentixoldecanoat vs. Fluspirilen 2mal 60 Patienten.

Die Follow-up Untersuchung erfolgte blind, d. h. der untersuchende Arzt wußte nicht, womit die Patienten behandelt worden waren, nur bei Studie 5 war den Untersuchern die Medikation bekannt. Zur Durchführung der Katamnese erhielten die beteiligten Prüfärzte vorbereitete Befundbogen.

Die erste Seite enthielt die Stammdaten der Patienten, Geburtsdatum, Geschlecht, Initialen, Patientennummer und das Datum der Aufnahme in die entsprechende Studie. Weiterhin mußte der Prüfer angeben, ob der Patient kontinuierlich weiterbehandelt worden war oder ob eine erneute Behandlung nach einer gewissen Unterbrechung notwendig war. Die erneute Behandlung mußte begründet werden; ebenso mußte angegeben werden, womit die Weiterbehandlung erfolgte. Desweiteren wurde nach anamnestisch bekannten Bewegungsanomalien gefragt und nach deren Behandlung. Zum Schluß wurde dokumentiert, ob nach Abschluß der Studie irgendwelche EPS (extrapyramidalmotorische Störungen) aufgetreten waren, und zwar subjektiv empfunden, d. h., es wurde gefragt, ob die Patienten derartige Bewegungsanomalien wahrgenommen hatten oder ob ein objektivierbarer Befund vorlag. Wurden objektiv Spätdyskinesien festgestellt, sollten sie auf der *Tardive Dyskinesia Rating Scale* (TDRS, Simpson et al. 1979) qualitativ erfaßt werden.

Alle Patienten waren im Rahmen der Studien 8 Wochen behandelt worden. Die mit Flupentixoldecanoat behandelten Patienten hatten in den 8 Wochen maximal 40 mg Flupentixoldecanoat erhalten, die mit Fluspirilen behandelten maximal 12 mg Fluspirilen, die mit Imipramin behandelten maximal 8400 mg Imipramin, die mit Doxepin behandelten maximal 8400 mg Doxepin und die mit Amitriptylin behandelten maximal 8400 mg Amitriptylin. Die Vorbehandlung der Patienten wurde weder im Rahmen der Studien noch bei der Nachuntersuchung erfragt. In den Fällen, in denen eine Weiterbehandlung notwendig war, wurde nicht die Dosis, sondern nur die Substanz und die Dauer angegeben.

Ergebnisse

Von insgesamt 360 behandelten Patienten konnten 275 (76,6%) nachuntersucht werden (Tabelle 1a, 1b). 163 Patienten wurden im Anschluß an die Studie medikamentös weiterbehandelt, 8 wurden einer Psychotherapie unterzogen, bei 104 war keine weitere Behandlung erforderlich und zu 2 Patienten gab es keine Information über eine Weiterbehandlung. 138 Patienten waren mit Flupentixoldecanoat behandelt worden. Der Tabelle 1a ist zu entnehmen, wie sich die Patienten auf die einzelnen Studien verteilen.

67 Patienten, die mit Fluspirilen behandelt worden waren, konnten untersucht werden, davon waren 23 Patienten aus der Studie 1 und 44 aus der Studie 5. Nach Abschluß der Studien mußten 33 Patienten weiterbehandelt werden, 13 mit einem Neuroleptikum, 5 mit einem Antidepressivum, 1 mit einem Benzodiazepin, 4 mit einer Kombination aus Neuroleptikum und Antide-

Tabelle 1a. Verteilung der Patienten auf die verschiedenen Studien

	Anzahl Patienten gesamt	Anzahl Patienten nachuntersucht	Anzahl Patienten behandelt mit				
			Flupentixoldecanoat	Fluspirilen	Doxepin	Imipramin	Amitriptylin
Studie 1	60	46	23	23	—	—	—
Studie 2	60	33	18	—	15	—	—
Studie 3	60	51	25	—	—	26	—
Studie 4	60	57	28	—	—	—	29
Studie 5	120	88	44	44	—	—	—
Total	360	275	138	67	15	26	29

Tabelle 1b. Alters- und Geschlechtsverteilung

	Männlich					Weiblich				
	Mittelwert	Std. Dev	Minimum	Maximum	Anzahl	Mittelwert	Std. Dev	Minimum	Maximum	Anzahl
Flupentixol	41,73	11,20	22	59	51	43,02	11,62	19	69	87
Fluspirilen	38,56	9,54	21	59	27	44,75	9,23	25	62	40
Doxepin	44,67	9,87	38	56	3	47,92	11,85	31	59	12
Imipramin	41,67	6,47	34	53	6	39,80	10,72	20	57	20
Amitriptylin	47,80	13,27	26	59	5	51,33	8,31	29	60	24
Total	41,22	10,59	21	59	92	44,46	11,03	19	69	183

pressivum, 5 mit einer Kombination aus Antidepressivum und Benzodiazepin und 5 mit einer Kombination aus Neuroleptikum, Antidepressivum und Benzodiazepin (Tabelle 3).

15 Patienten, die mit Doxepin behandelt worden waren, konnten untersucht werden, 14 Patienten mußten weiterbehandelt werden, 13 mit einem Antidepressivum und 1 mit einer Kombination aus Neuroleptikum und Antidepressivum.

26 Patienten der Studie 3, die mit Imipramin behandelt worden waren, konnten untersucht werden; 13 mußten nach Abschluß der Studie weiterbehandelt werden, 4 mit einem Neuroleptikum, 4 mit einem Antidepressivum, 1 mit einer Kombination aus Neuroleptikum und Antidepressivum, 1 mit einer Kombination aus Neuroleptikum und Benzodiazepin, 1 mit einer Kombination aus Antidepressivum und Benzodiazepin und 2 mit einer Kombination aus Neuroleptikum, Antidepressivum und Benzodiazepin.

29 Patienten der Studie 4, die mit Amitriptylin behandelt worden waren, konnten untersucht werden; 23 mußten nach Abschluß der Studie weiterbehandelt werden: 6 mit einem Neuroleptikum, 4 mit einem Antidepressivum, 10 mit einer Kombination aus Neuroleptikum und Antidepressivum, 1 mit einer Kombination aus Antidepressivum und Benzodiazepin und 2 mit einer Kombination aus Neuroleptikum, Antidepressivum und Benzodiazepin (Tabelle 2, 3).

Insgesamt wurden bei 23 (8,4%) von 275 untersuchten Patienten Spätdyskinesien festgestellt. Auf den Befundbogen mußte angegeben werden, ob die Spätdyskinesien objektiv vorhanden waren oder ob der Patient subjektiv Bewegungsanomalien wahrgenommen und empfunden hatte. In nur 14 (5,1%) Fällen waren die Spätdyskinesien objektiv nachvollziehbar und in 9 (3,3%) Fällen wurden die Spätdyskinesien subjektiv empfunden. Die objektiv nachvollziehbaren Spätdyskinesien traten überwiegend bei Frauen auf (10 Fälle = 71,4%), bei den Männern waren es 4 Fälle (28,6%). Die subjektiv empfundenen Spätdyskinesien traten in 5 Fällen bei Frauen und in 4 Fällen bei Männern auf. 7 objektiv festgestellte Spätdyskinesien traten nach einer Weiterbehandlung mit Neuroleptika auf, zweimal erfolgte die Weiterbehandlung nach einer Pause von 1 bzw. von 2 Jahren (Fluspirilen wurde 1 Jahr später und Flupentixol 2 Jahre später eingesetzt). In den 5 übrigen Fällen erfolgte die Weiterbehandlung direkt im Anschluß an die Studientherapie, es kamen folgende Substanzen zum Einsatz:

Flupentixol plus Sulpirid über 87 Tage, Flupentixol über 481 Tage, Perazin über 360 Tage, Flupentixol über 120 Tage und Flupentixol plus Zuclopentixol über 132 Tage; die Dosen wurden nicht angegeben. Die subjektiv empfunde-

Tabelle 2. Weiterbehandlung

Substanz	Patientenzahl	Weiterbehandlung	%	keine Weiterbehandlung	%
Flupentixoldecanoat	138	79	57,2	59	42,8
Fluspirilen	67	33	49,3	34	50,7
Doxepin	15	14	93,3	1	6,7
Imipramin	26	13	50,0	13	50,0
Amitriptylin	29	23	79,3	6	20,7
Total	275	162	58,9	113	41,1

Tabelle 3. Weiterbehandlung mit anderen Substanzen

Substanz	Neuroleptikum	Antidepressivum	Benzodiazepin	Neuroleptikum + Antidepressivum	Neuroleptikum + Benzodiazepin	Antidepressivum + Benzodiazepin	Neuroleptikum + Antidepressivum + Benzodiazepin
Flupentixoldecanoat	31	17	2	17	0	6	6
Fluspirilen	13	5	1	4	0	5	5
Doxepin	0	13	0	1	0	0	0
Imipramin	4	4	0	1	1	1	2
Amitriptylin	6	4	0	10	0	1	2
Total	54	43	3	33	1	13	15

nen Spätdyskinesien traten in 5 Fällen nach einer Weiterbehandlung auf, dreimal erfolgte die Anschlußbehandlung mit einem Neuroleptikum, einmal mit einem Antidepressivum und einmal mit einer Kombination aus Neuroleptikum und Antidepressivum. In 4 Fällen waren die Patienten nicht weiter behandelt worden (Tabelle 4).

Die tardiven Dyskinesien wurden in den Patientengruppen, die mit Flupentixol, Fluspirilen und Amitriptylin behandelt worden waren, festgestellt. In der Flupentixol-Gruppe hatten 10 Patienten tardive Dyskinesien; in 5 Fällen waren sie objektiv nachvollziehbar und in 5 Fällen subjektiv empfunden. In der Fluspirilen-Gruppe wurden bei 8 Patienten Spätdyskinesien festgestellt, 5 objektiv nachvollziehbar und 3 subjektiv empfunden. In der Amitriptylin-Gruppe hatten 5 Patienten Spätdyskinesien, davon waren sie bei 4 objektiv nachweisbar und bei 1 subjektiv empfunden (Tabelle 4).

In der Flupentixol-Gruppe waren die objektiv nachvollziehbaren Spätdyskinesien in 1 Fall nach einer Behandlung mit Flupentixol aufgetreten (eine weitere Behandlung erfolgte nicht und die Medikation vor der Studie ist unbekannt), in 1 Fall nach einer Weiterbehandlung mit Flupentixol und Sulpi-

Tabelle 4. Spätdyskinesien

	Patienten-Nr.	Alter	Geschlecht	Weitere Behandlung	Keine weitere Behandlung	Objektiv	Subjektiv
Flupentixol-Gruppe	1015	53	w		x		x
	2010	33	w	Flupentixol		x	
	4003	49	w		x		x
	4004	52	m	Flupentixol			x
	4028	54	w	Flupentixol + Sulpirid		x	
	4034	51	w	Fluspirilen		x	
	4035	59	w	Amitriptylin		x	
	4038	55	w	Amitriptylin		x	
	4042	35	m	Flupentixol + Doxepin			x
	4060	49	w		x		x
Fluspirilen-Gruppe	1011	42	m	Antidepressivum			x
	1020	36	m		x	x	
	1032	50	w		x	x	
	1043	30	m		x		x
	1045	31	w	Antidepressivum		x	
	1046	41	m		x	x	
	1059	29	w	Neuroleptikum			x
	5094	62	w	Flupentixol		x	
Amitriptylin-Gruppe	4013	58	m	Flupentixol		x	
	4016	58	w	Amitriptylin		x	
	4043	59	m	Perazin		x	
	4044	59	w	Flupentixol			x
	4051	59	w	Flupentixol Zuclopenthixol		x	

rid, in 1 Fall nach einer Anschlußbehandlung mit Fluspirilen und in 2 Fällen nach einer Anschlußbehandlung mit Amitriptylin. Die subjektiv empfundenen Spätdyskinesien traten in 4 Fällen nach einer alleinigen Behandlung mit Flupentixol auf und in 1 Fall nach einer Anschlußbehandlung mit Flupentixol und Doxepin.

In der Fluspirilen-Gruppe waren objektiv verifizierbare Spätdyskinesien in 3 Fällen nach einer alleinigen Behandlung mit Fluspirilen aufgetreten; allerdings ist auch in diesen Fällen nicht bekannt, ob es vor der Studie eine Psychopharmakotherapie gegeben hat, in 1 Fall nach einer Anschlußbehandlung mit einem Antidepressivum, das nicht näher bezeichnet wurde und in 1 Fall nach einer Anschlußbehandlung mit Flupentixol. Die subjektiv empfundenen Spätdyskinesien traten in 1 Fall nach einer Weiterbehandlung mit einem nicht näher bezeichneten Antidepressivum, einem nicht näher beschriebenen Neuroleptikum und nach alleiniger Behandlung mit Fluspirilen auf (Tabelle 4).

In der Amitriptylin-Gruppe waren die objektiven Spätdyskinesien in einem Fall nach einer Weiterbehandlung mit Flupentixol, in einem weiteren nach Amitriptylin, nach Perazin und nach Flupentixol in Kombination mit Zuclopentixol aufgetreten. Die subjektiven Spätdyskinesien traten nach einer Weiterbehandlung mit Flupentixol auf.

Bei den Patienten, die subjektiv empfundene Spätdyskinesien angaben, wurde zwar auf der TDRS ein *Rating* durch den Untersucher durchgeführt, es wurde aber anschließend nicht festgehalten, daß die tardiven Dyskinesien auch objektiv existierten. In 3 Fällen kann das objektive Vorhandensein der als subjektiv empfundenen Spätdyskinesien ausgeschlossen werden, da der Schweregrad mit „möglicherweise vorhanden" beurteilt wurde. In 4 Fällen wurden die Patienten weiterbehandelt, und zwar mit einem Antidepressivum, einem Neuroleptikum, einer Kombination aus Flupentixol plus Doxepin und mit Flupentixol allein. Hier besteht die Möglichkeit, daß die Bewegungsanomalien, die subjektiv wahrgenommen wurden, nicht als Spätdyskinesien betrachtet wurden, sondern als Symptome der depressiven Erkrankung und daher von den Untersuchern auch nicht als objektivierbar klassifiziert wurden. In den beiden letzten Fällen (je einer mit Flupentixol bzw. Fluspirilen behandelt, aber ohne Anschlußtherapie) sind die tardiven Dyskinesien vom Schweregrad her als „möglicherweise vorhanden" und/oder „leicht" bewertet worden, so daß der Untersucher diese Spätdyskinesien als nicht objektivierbar einstufte.

Diskussion

Bei 8,4% eines Patientenkollektivs, das nach überwiegend doppelblinden Vergleichsstudien auf Spätdyskinesien untersucht wurde, konnten tardive Dyskinesien festgestellt werden. In 1,8% der Fälle ist eine Zuordnung der Spätdyskinesien zu einer Substanz möglich (in 1 Fall zu Flupentixol, in 3 Fällen zu Fluspirilen und in einem letzten Fall zu Amitriptylin). Da aber nicht bekannt ist, welche Psychopharmaka vor den Studien zur Behandlung der Patienten eingesetzt wurden, ist diese Zuordnung nicht eindeutig. In allen übrigen Fällen ist eine Zuordnung nicht möglich, da eine oder mehrere Substanzen zusätzlich gegeben wurde. Bewegungsanomalien, die subjektiv als Spätdyskinesien empfunden wurden, sind nicht als solche bewertet worden.

Die Aussagen über Häufigkeit, Schweregrad, Altersabhängigkeit, Dosierung und Geschlechtsabhängigkeit von Spätdyskinesien differieren in der Literatur. Ebensowenig ist keine eindeutige Zuordnung von Spätdyskinesien zu einer bestimmten Substanzgruppe möglich.

Das Auftreten von Spätdyskinesien wurde auch nach Verabreichung von Antidepressiva beobachtet, zweimal nach Doxepin und einmal nach Amoxapin, in allen 3 Fällen verschwanden die Spätdyskinesien nach Absetzen der Medikation (Yassa et al. 1987).

Unter der Behandlung mit MAO-Hemmern wurden bisher keine tardiven Dyskinesien beobachtet. Unter Trizyklika sollen sie vorkommen, als mögliche Ursache wird die Beeinflussung der Balance zwischen dopaminergem und cholinergem System durch den zentralen anticholinergen Effekt vermutet. Unklar ist, ob die trizyklischen Antidepressiva die Ursache für tardive Dyskinesien sind oder nur eine bestehende Störung demaskieren (Blackwell 1981). Nach einer Behandlung mit Antiparkinsonmitteln, mit Amitriptylin und mit Imipramin sind Spätdyskinesien beobachtet worden; sie waren nach Absetzen der Medikation reversibel.

Es scheint aber nicht so zu sein, daß Spätdyskinesien unter einer Behandlung mit anticholinerg/antimuskarinerg wirksamen Substanzen auftreten müssen, so daß eine Empfehlung, diese Substanzen nicht einzusetzen, nicht gerechtfertigt ist (Gardos u. Cole 1983).

In zwei Arbeiten (Waddington u. Youssef 1990, Davila et al. 1991) wird über das Auftreten von Spätdyskinesien bei Patienten berichtet, die keine Neuroleptika erhalten hatten. Als Erklärung wird in einem Fall (Waddington u. Youssef 1990) die Vermutung geäußert, daß die tardiven Dyskinesien ein Symptom der Schizophrenie seien. In der anderen Arbeit (Davila et al. 1991) wurde beobachtet, daß nach einmaliger Gabe von 0,5 mg Haloperidol der Score auf der AIMS (*Abnormal Involuntary Movement Scale*) zurückging. Gleichzeitig wurde bei den dyskinetischen Patienten ein höherer Prolaktinspiegel als bei Kontrollen gemessen. Es wird vermutet, daß diese Ergebnisse auf eine niedrige Dopaminaktivität zurückzuführen sind. Die niedrige Dopaminaktivität wiederum gibt Anlaß dazu, die Überempfindlichkeitshypothese der Dopaminrezeptoren bei tardiven Dyskinesien nach Neuroleptikaeinnahme in Frage zu stellen.

Bei der Untersuchung von 411 hospitalisierten chronisch schizophrenen Patienten auf Spätdyskinesien mit Hilfe der AIMS und der Rockland-Skala stellte man bei 47 Patienten, die nie Neuroleptika erhalten hatten, tardive Dyskinesien fest, die in Ausprägung und Schweregrad nicht von neuroleptikainduzierten zu unterscheiden waren (Owens et al. 1982). Es wird vermutet, daß diese Spätdyskinesien Symptom der schweren chronischen Schizophrenie sind.

Von zwei Autoren (Khot u. Wyatt 1991) wird behauptet, daß Neuroleptika nicht für alle unwillkürlichen Bewegungen verantwortlich sind. Nach ihrer Ansicht sind höheres Alter und das weibliche Geschlecht weitere Risikofaktoren für tardive Dyskinesien. Diese Ansicht wird auch von anderen Autoren geäußert (Wöller u. Tegeler 1983). Zusätzlich wird vermutet, daß die Dauer der Behandlung und die verabreichte Gesamtdosis eine Rolle bei der Entstehung von tardiven Dyskinesien spielen. Eine eindeutige Zuordnung zu bestimmten Substanzen ist aber zur Zeit nicht möglich. Von weiteren Autoren (Saltz et al. 1991) wird die Vermutung geäußert, daß Patienten, die Frühdyskinesien zeigen, eher auch Spätdyskinesien entwickeln.

Bei der Untersuchung, ob tardive Dyskinesien eher bei Frauen als bei Männern auftreten (Yassa et al. 1990), wurde festgestellt, daß die Häufigkeit gleich ist. Aber schwere Spätdyskinesien traten bei Männern im Alter von 40 Jahren und jünger häufiger auf als bei Frauen gleichen Alters; hingegen traten bei Frauen im Alter von 70 Jahren und älter häufiger tardive Dyskinesien auf als bei Männern im gleichen Alter. Erstaunlich ist die Beobachtung, daß die Patienten, die milde Spätdyskinesien hatten, mehr Neuroleptika erhalten hatten als die mit mittleren und schweren Spätdyskinesien.

Die vorliegenden Befunden geben keine Anhaltspunkte für die Annahme, daß niedrig dosierte Neuroleptika hinsichtlich der Verträglichkeit für den Patienten ein größeres Risiko darstellen als Antidepressiva und Benzodiazepine bei der Behandlung von Angst und Depression.

Literatur

Benkert O (1989) Psychopharmaka heute. In: Herz A, Hippius H, Spann W (Hrsg). Springer, S 121–122
Blackwell B (1981) Adverse Effects of Antidepressant Drugs: Part I: Mono-amine Oxidase Inhibitors and Tricyclics. Drugs 21:201–219
Cunnungham Owens DG, Johnstone EC, Fritt CD (1982) Spontaneous Involuntary Disorders of Movement. Arch Gen Psychiatry 39:452–461
Davila R, Andia I, Miller JC, Friedhoff AJ, Guimon J (1991) Evidence of low dopaminergic activity in elderly women with spontaneous orofacial dyskinesia. Acta Psychiatr Scand 83:1–3
Fritze J, Spreda J (1997) Verträglichkeit niedrig dosierter Neuroleptika: Eine Untersuchung von Flupentixol. Psycho 23:126–137
Gardos G, Cole JO (1983) Tardive Dyskinesia and Anticholinergic Drugs. Am J Psychiatry 140:200–202
Khot V, Wyatt RJ (1991) Not All That Moves Is Tardive Dyskinesia. Am J Psychiatry 5:661–666
Marsden CD, Jenner P (1980) The pathophysiology of extrapyramidal side-effects of neuroleptic drugs. Psychological Medicine 10:55–72
Möller H-J (1989) Niedrigdosierte Neuroleptika. In: Pöldinger W (Hrsg). Braun, Karlsruhe, S 52–60
Saltz BL et al (1991) Prospective Study of Tardive Dyskinesia Incidence in the Elderly. JAMA 266:2402–2406
Simpson GM, Lee JH, Zoubok B, Gardos G (1979) A Rating Scale for Tardive Dyskinesia. Psychopharmakology 64:171–179
Tegeler J, Lehmann E, Weiher A (1990) Safety of Long-Term Neuroleptanxiolysis with Fluspirilene 1.5 mg per Week. Pharmacopsychiatry 23:259–264
Tegeler J, Lehmann E, Heinrich K (1990) Neuroleptanxiolyse-Fluspirilen in niedriger Dosierung. MMW 132:635–638
Waddington JL, Youssef HA (1990) The Lifetime Outcome and Involuntary Movements of Schizophrenia Never Treated with Neuroleptic Drug. Brit J Psychiatry 156:106–108
Wöller W, Tegeler J (1983) Späte extrapyramidale Hyperkinesen Klinik-Prävalenz-Pathophysiologie. Fortschr Neurol Psychiat 51:131–157
Yassa R, Camille Y, Belzile L (1987) Tardive Dyskinesia in the Course of Antidepressant Therapy. A Prevalence Study and Review of the Literature. J Clin Psychopharmakology 7:243–246
Yassa R, Nair NPV, Iskandar H, Schwartz G (1990) Factors in the Development of Severe Forms of Tardive Dyskinesia. Am J Psychiatry 147:1156–1162

Flupentixol in der Therapie bei Suchterkrankungen

M. Soyka und J. De Vry

Einleitung

Neben den klassischen Indikationsbereichen für den Einsatz des Neuroleptikums Flupentixol bei schizophrenen Psychosen sind in den letzten Jahren eine Reihe weiterer möglicher Indikationsbereiche diskutiert und erforscht worden. Dazu gehören zum Beispiel Angsterkrankungen und affektive Störungen. Besonderes Interesse hat in den letzten Jahren aber auch der mögliche Einsatz von Flupentixol in der Therapie von Suchterkrankungen gefunden. Die Substanz ist bereits seit 1977 für die Behandlung von Suchterkrankungen registriert, wobei allerdings erst in den letzten Jahren systematische Therapiestudien initiiert wurden. Bevor der heutige Kenntnisstand zum Einsatz von Flupentixol bei Suchterkrankungen, wie Alkoholismus oder Kokainabhängigkeit, zusammenfassend dargestellt wird, soll ein theoretischer Überblick über die Bedeutung des dopaminergen Systems bei Suchterkrankungen gegeben werden.

Mesolimbisches Dopaminsystem und seine Bedeutung für Suchterkrankungen

Das mesolimbische Dopaminsystem hat eine Reihe verschiedener Funktionen. Es ist physiologisch eng mit Funktionen, wie Nahrungsaufnahme, Lustempfinden und Sexualität, verbunden. Zahlreiche Untersuchungen deuten darauf hin, daß der motivationale, positiv-verstärkende Effekt von verschiedenen Rauschdrogen, wie Opioiden, aber auch Alkohol und Psychostimulanzien, zumindest teilweise auf eine Veränderung der dopaminergen Neurotransmission zurückzuführen ist. Diesbezüglich wurden dopaminerge Neurone als Schlüsselstellen der verstärkenden Wirkung von Rauschdrogen angesehen (Fibiger u. Phillips 1986). Dies führte unter anderem zu der „Psychomotor stimulant theory of drug dependence" (Wise u. Bozarth 1987). Diese geht davon aus, daß das Suchtpotential von Substanzen im wesentlichen über einen gemeinsamen Endweg, nämlich die dopaminerge Verstärkung im Gehirn bestimmt wird. Hierfür wurde besonders das mediale Vorderhirn verantwortlich gemacht. So wurde postuliert, daß Substanzen mit Abhängigkeitspotential, wie Alkohol, Psychostimulanzien und Opioide, alle die Fähigkeit haben, die mesolimbische dopaminerge Neurotransmission zu stimulieren.

Sicher ist, daß vor allem das ventrale Tegmentum und der Nucleus accumbens Schlüsselstrukturen im dopaminergen mesolimbischen Belohnungssystem darstellen (Beninger u. Ranaldi 1993). Dabei kann die Funktion des dopaminergen Systems nicht isoliert von dem anderer Neurotransmitter, wie

z. B. dem Opioid-Endorphin-System, gabaergen, serotonergen und glutamatergen Neuronen, gesehen werden. Veränderungen in einem Neurotransmittersystem führen direkt oder indirekt auch zu einer Veränderung der Aktivität des dopaminergen Systems. So wurde z. B. für Opioide die Vermutung aufgestellt, daß die Dopaminfreisetzung im Nucleus accumbens unter einer tonischen Inhibierung gabaerger Neurone steht, die durch eine Aktivierung von Mu-Opioid-Rezeptoren ihre Aktivität ändern, so daß die Aktivierung des Opioid-Endorphin-Systems indirekt auch zu einer vermehrten Dopaminfreisetzung im Nucleus accumbens mit Stimulierung vor allem des D_1-Rezeptors führen könnte (Übersicht bei Herz 1997).

Eine Stimulation des Dopaminsystems ist dabei auch durch Alkohol und Psychostimulanzien wahrscheinlich. So haben eine ganze Reihe z. B. von elektrophysiologischen Untersuchungen gezeigt, daß Alkohol zu einem dosisabhängigen Anstieg der Feuerung mesolimbischer dopaminerger Neurone im ventralen Tegmentum führt (Gessa et al. 1985). Imperato und Di Chiara (1986) untersuchten systematisch die Wirkung von Alkohol auf die Dopaminfreisetzung im Nucleus accumbens. Diese und andere Befunde (Herz 1997) deuten darauf hin, daß auch Alkohol, zumindest indirekt, zu einer Freisetzung von Dopamin im mesolimbischen System führt. Eine enge Verbindung zwischen der dopaminergen Neurotransmission und Alkohol ergaben auch Untersuchungen im Alkoholentzug. Ähnlich wie Opioide und Kokain führte auch der Alkoholentzug im Tierversuch zu einer drastischen Verminderung von Dopamin im mesolimbischen System (Diana et al. 1995). Nicht abschließend beantwortet werden kann die Frage, welche dopaminergen Subtypen besonders für die verstärkende Wirkung von Rauschdrogen verantwortlich sind. Experimentell wurden für die Beantwortung dieser Frage sowohl D_1- wie D_2-Rezeptor-Antagonisten eingesetzt (Spealman 1990, 1991, 1992). Eine Reihe von Befunden deuten darauf hin, daß z. B. durch eine D_1-Rezeptor-Blockade die verstärkende Wirkung von Morphinen vermindert wird (Leone u. Di Chiara 1987).

Ein hypothetisches Modell zur Modulierung der Aktivität mesolimbischer Neurone durch andere Neurone ist in Abb. 1 dargestellt. So konnte gezeigt werden, daß es durch die Gabe von NMDA-Rezeptor-Antagonisten zu einem Anstieg der Dopaminausschüttung im Nucleus accumbens kommt (Übersicht in Rommelspacher 1997). Dies deutet darauf hin, daß Glutamat über NMDA-Rezeptoren eine chronische inhibitorische Kontrolle über die Dopaminausschüttung im Nucleus accumbens ausübt. Interessanterweise kommt es während des Alkoholentzugs, wie oben angesprochen, zu einer verminderten Aktivität und Zahl aktiver dopaminerger Neurone im ventralen Tegmentum. Gleichzeitig kommt es auch zu einer vermehrten Dopaminausschüttung im Nucleus accumbens. Die verminderte Dopaminausschüttung in diesem Bereich kann durch die Gabe von Alkohol oder NMDA-Rezeptor-Antagonisten rückgängig gemacht werden.

Im Tierversuch konnte für Alkohol ein biphasischer Effekt auf das Dopaminsystem gezeigt werden. Zunächst führt Alkohol zu einer gesteigerten Dopaminsynthese, verstärkten Freisetzung und einem beschleunigten Dopaminmetabolismus sowie einer erhöhten Konzentration von Dopaminmetaboliten. Bei chronischer Alkoholbelastung kommt es dagegen zu einer verminderten Funktion des dopaminergen Systems, das heißt, daß die stimulierende Wirkung von Alkohol auf die Dopaminsynthese abgeschwächt und die Dopaminfreisetzung reduziert ist (Übersicht in Soyka 1995). Im Alkoholent-

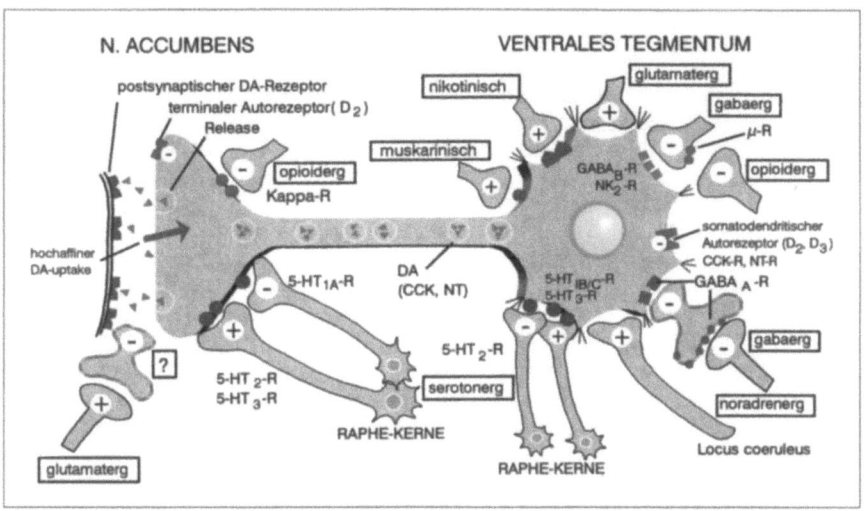

Abb. 1. Modell zur Modulierung der Aktivität mesolimbischer Neurone durch andere Neurone (aus Rommelspacher 1997)

zug kommt es zu einer Verminderung der dopaminergen Funktionen und zu einer Hypersensitivität der Dopaminrezeptoren. Allgemein wird eine Störung im mesolimbischen Dopaminsystem mit Alkoholverlangen (*Craving*) in Verbindung gebracht. Relativ wenig untersucht wurde das Dopaminsystem bislang bei Alkoholikern *in vivo*. Dabei zeigte sich z.B., daß die Plasmaspiegel von Dopamin bzw. seiner Metaboliten mit dem Schweregrad des Alkoholentzugssyndroms und dem *Alkohol-Craving* bei Abstinenz korrelierten.

Außerdem konnte in Positronenemissionstomographie-Untersuchungen (PET) gezeigt werden, daß striatale Dopamin-D_2-Rezeptoren bei abstinenten Alkoholabhängigen (1–68 Wochen) verändert waren (Hietala et al. 1994). Neuroendokrinologische Untersuchungen mit dem Dopaminrezeptoragonisten Apomorphin zeigten eine verminderte Wachstumshormonausschüttung bei rückfälligen Alkoholabhängigen, was ebenfalls die Hypothese einer Unterfunktion des Dopaminsystems bei chronischen Alkoholikern unterstützen würde (Dettling et al. 1995). Alkoholismus wurde auch mit einem bestimmten Polymorphismus des Dopamin-D_2-Rezeptor(DRD2)-Gen assoziiert (Blum et al. 1990), wobei diese Befunde aber in anderen Studien nicht reproduziert werden konnten (Gejman et al. 1994) und ihre Spezifität für Alkoholismus bezweifelt wurde (Comings et al. 1991).

Ein weiterer wichtiger Aspekt für die Entwicklung einer Abhängigkeit gerade im Hinblick auf das mesolimbische Dopaminsystem sei angesprochen: Dabei handelt es sich um den Prozeß der Sensitivierung (*Behavioral Sensitivation*). Darunter versteht man die Beobachtung, daß nach wiederholter Applikation verschiedener Substanzen eine qualitative, aber auch quantitative Veränderung der Wirkung zu beobachten ist. Zur ersteren zählen z.B. stereotype Reaktionen im Tierversuch, zur zweiteren die Beobachtung, daß der maximal erzielbare Effekt bezüglich bestimmter Verhaltensänderungen, wie beispielsweise der motorischen Aktivierung, größer wird. Hier spielt offensichtlich Dopamin für die Induktion einer Sensitivierung eine erhebliche Rolle. Eine solche Sensitivierung kann auch durch Streß, der zu einer vermehrten Ausschüttung von Dopamin im präfrontalen Kortex führt, induziert werden. Auch der Dopamintransporter, der z. B. nach Absetzen von Kokain kurzfristig ansteigt und dann über Wochen erniedrigt ist, könnte in diesem Prozeß eine Rolle spielen. So könnte z. B. in solchen Phasen die Ausschüttung normal üblicher Dopaminmengen einen verstärkten Effekt haben, da weniger Transporterkapazität für die Rückaufnahme in die Präsynapse zur Verfügung steht. Daneben sind auch postsynaptische Mechanismen von Bedeutung, so z. B. eine verstärkte Stimulierbarkeit der Adenylatzyklase. Für die Entwicklung von Abhängigkeit z. B. von Alkohol oder Kokain könnte der Prozeß der Sensitivierung insofern wichtig sein, als Substanzen mit Abhängigkeitspotential bei wiederholter Einnahme das Belohnungssystem sensitivieren, so daß die Einnahme der Droge einen zunehmend größeren Verstärkereffekt hat.

Auch in eher verhaltensbiologisch orientierten Studien wurde Dopamin eine Schlüsselfunktion in der Entwicklung von Suchterkrankungen, z. B. einer Alkoholabhängigkeit, zugebilligt. Direkt oder indirekt dopaminerg vermittelte Konditionierungs- und Lernvorgänge sind für die Umwandlung von Emotionen in motorische Aktivität von Bedeutung.

Das mesolimbische Dopaminsystem wird durch Prozesse, die sich im Vorfeld einer eigentlichen Drogeneinnahme abspielen, besonders aktiviert. Dazu gehören laut Rommelspacher (1997) z. B. Erinnerungen an die Drogenwirkung, die Rituale im Zusammenhang mit der Beschaffung einer Substanz, aber auch negative Erlebnisse, wie Depressionen während des Entzugs oder die sozialen Folgen des Mißbrauchs. Die Motivation, zu einer bestimmten Substanz (z. B. Alkohol, Kokain) zu greifen, ist zentrale Funktion des dopaminergen Systems. Unter Motivation versteht man dabei das zielgerichtete Verhalten eines Organismus, die Umgebung in Hinblick auf seine eigenen Bedürfnisse zu kontrollieren. Ein wichtiger Aspekt für Motivation ist dabei das Lernen der Beziehung zwischen biologisch wichtigen Reizen und Hinweisen auf diese biologisch relevanten Reize. Durch diese Lernprozesse wird dem Organismus klar, welche Reize im Sinne des Ziels nützlich sind. Umgekehrt lernt er, schädliche Reize zu vermeiden oder nicht zu beachten. Reize können allgemein als positive Verstärker (*positive re-inforcement*) oder negative Reize (*negative re-inforcement*) wirken. Unter dem Begriff „Incentive Stimuli" werden positive Reize zusammengefaßt, die dazu führen, ein bestimmtes Ziel, z. B. eine Drogeneinnahme, zu erreichen. Für eine bestimmte Drogeneinnahme ist möglicherweise nicht nur die eigentliche Belohnung maßgeblich, sondern bereits die vorbereitende Phase der Drogeneinnahme, die für die „Incentive Stimuli" eine große Rolle spielen. Eine weitere wichtige Funktion des mesolimbischen Dopaminsystems dürfte die Verstärkung von relevanten Reizen sein.

Klinische Perspektiven

Flupentixol bei Kokain-/Crack-Konsumenten

Nachdem zahlreiche Untersuchungen gezeigt haben, daß Kokain die Wiederaufnahme von Neurotransmittern wie Dopamin, Noradrenalin und Serotonin hemmt und insbesondere zu einer vermehrten Konzentration von Dopamin im synaptischen Spalt führt (Entenberg et al. 1982, Wise 1984), lag der Gedanke nahe, Substanzen mit dopaminantagonistischem Wirkprofil auch in der Therapie von Kokain-/Crack-Konsumenten einzusetzen. Der theoretische Hintergrund, der für den Einsatz von Flupentixol sprach war unter anderem die Beobachtung, daß Flupentixol in niedriger Dosierung einen gewissen antidepressiven Effekt hat (Poldinger und Sieberns 1983) und nur eine geringe Sedierung bzw. einen geringen anhedonischen Effekt hat. Interessanterweise wurde vor dem Hintergrund der Kokain-/Crack-Epidemie Flupentixol, das keine klinische Zulassung in den USA besitzt, dort speziell zur Behandlung von Kokainkonsumenten eingesetzt.

Tierversuche

Generell wird im Tierversuch zur Überprüfung von Suchtmodellen häufig Flupentixol eingesetzt, wenn es darum geht, das dopaminerge System im Zusammenhang mit der Aufnahme von Suchtstoffen zu untersuchen (Duvauchelle et al. 1992, Beninger u. Ranaldi 1993, King et al. 1994, Nader et al. 1994, Richardson et al. 1994, Spealman 1990).

Sowohl selektive D_1- bzw. D_2-Antagonisten als auch Flupentixol als nonselektiver Antagonist wurden im Tiermodell erfolgreich zur Beeinflussung kokaininduzierter Verhaltenseffekte eingesetzt (Spealman et al. 1991).

Die mit Flupentixol im Tierversuch durchgeführten Untersuchungen haben insgesamt nicht ganz konsistente Ergebnisse geliefert, allerdings ergaben sich einige Hinweise, daß Flupentixol die diskriminativen Stimulus- und positiv verstärkenden Effekte von Kokain blockieren kann. Eine Reihe von Kurzzeitversuchen haben gezeigt, daß Flupentixol, aber auch andere Dopaminantagonisten diese diskriminativen Stimuluseffekte von Kokain blocken können (Spealman et al. 1991). Die Hemmung des Dopamintransporters durch Kokain wird im Tiermodell kurzfristig durch Flupentixol antagonisiert (Kornak et al. 1993). Flupentixol-Injektionen führten bei Ratten zu einer Verminderung der Kokainaufnahme (King et al. 1994, Mansbach et al. 1994, Richardson et al. 1994). Flupentixol-Gabe bei Ratten im Kokainentzug führte zu einer verminderten Kokaintoleranz (King et al. 1994). Flupentixol wurde auch bei Primaten angewandt. In einer Untersuchung an Rhesus-Affen (Negus et al. 1996) wurde Flupentixol über einen längeren Zeitraum eingesetzt. Die Ergebnisse dieser Untersuchung zeigten folgendes: Eine Gruppe von 6 Affen war darauf trainiert worden, 0,4 mg/kg KG Kokain (i.m.) von Kochsalz in einem *drug discrimination paradigma* zu unterscheiden. Eine zweite Gruppe von 4 Affen war darauf trainiert, sich selbst Kokain intravenös zu verabreichen. Weder die akute noch die chronische Gabe einer niedrigen Dosis von Flupentixol (0,0032 mg/kg) änderte den diskriminativen Stimuluseffekt oder die positiv verstärkende Wirkung von Kokain. Höhere Dosen von Flupentixol (0,01 bis 0,032 mg/kg) führten dagegen zu einer Blockade sowohl des diskriminativen Stimuluseffekts sowie der verstärkenden Wirkung von Kokain. Gleichzeitig war aber die Nahrungsaufnahme insgesamt verändert, so daß nichtselektive Verhaltenseffekte von Flupentixol mit zu diesem Behandlungsergebnis beigetragen haben könnten. Nach drei- bis fünftägiger Behandlung mit Flupentixol waren die initialen antagonistischen Effekte in diesem *drug discrimination paradigma* nicht mehr nachweisbar. Nach etwa 10tägiger Behandlung war auch eine Toleranz für die Effekte auf die operante Selbstverabreichung von Kokain feststellbar.

Klinische Ergebnisse

Die wichtigste Untersuchung zur Frage der Wirksamkeit von Flupentixol bei Kokainkonsumenten wurde von Gawin et al. (1989) durchgeführt. Die Arbeitsgruppe untersuchte in einer offenen Untersuchung Flupentixoldecanoat bei 10 ambulanten Crack-/Kokain-Rauchern mit schlechter Prognose. Flupentixoldecanoat wurde gut toleriert, verminderte das *Kokain-Craving* signifikant und schnell und führte außerdem zu einem erheblichen (260%) Anstieg der Zeit, die die Patienten in Therapie blieben.

Breiter angelegte Untersuchungen mit Flupentixol bei Kokainkonsumenten, insbesondere plazebokontrollierte Doppel-Blind-Studien sind bislang kaum durchgeführt worden. Nur als *Abstract* publiziert wurde eine Studie von Khalsa et al. (1993), die am National Institute of Drug Abuse in den USA durchgeführt wurde. Dabei handelte es sich um eine plazebokontrollierte Doppel-Blind-Untersuchung gegen Desipramin, einem trizyklischen Antidepressivum und Flupentixol bei 90 Crack-Kokain-Konsumenten. Erste Ergebnisse von 63 Patienten (Desipramin n=20, Flupentixol n=22, Placebo n=21) für die ersten 6 Wochen der Behandlung wurden publiziert. Neben der Pharmakotherapie erhielten die Patienten eine „minimale" Psychotherapie. Die Teilnahme an den Behandlungsgruppen war in der Plazebogruppe sehr schlecht, in den anderen Behandlungsgruppen dagegen 6mal so gut. Beide Substanzen waren gegenüber Plazebo signifikant überlegen in der Reduktion von Kokainkonsum, aber auch bei der Reduktion des Kokain-Cravings.

Eine weitere Analyse dieses Datenmaterials (Gawin et al. 1996) zeigte einen interessanten Befund: Unter den insgesamt 40 Patienten, die Flupentixol in einer relativ niedrigen Dosis bekommen hatten, entwickelten 6 Patienten (Durchschnittsdosis 12 mg/die) eine starke Akathisie, nachdem sie wieder Kokain geraucht hatten. Bei 5 dieser Patienten trat die Akathisie 3 bis 9 Tage nach der ersten Dosis von Flupentixol auf, bei 1 Patienten nach der zweiten Dosis von Flupentixol. Die Akathisie entwickelte sich sofort nach der Einnahme von Crack (über 1 g Kokain). Die Patienten erlitten eine extreme motorische Unruhe, 4 hatten auch extrapyramidal-motorische Symptome. Interessanterweise rauchte keiner der Patienten wieder Kokain während der zweiten Woche, nach der Injektion des Medikamentes. Kein Patient hatte eine Akathisie nur aufgrund der Einnahme von Flupentixol *ohne* gleichzeitigen Konsum von Crack. Diejenigen Patienten, die wieder Crack rauchten, aber keine Akathisie aufwiesen, hatten sehr niedrige Flupentixol-Konzentrationen im Plasma. Ansonsten wurde Flupentixol gut toleriert. Die

Autoren betonten, daß sie zufällige, nichtgewollte Wirkungen dieser „Aversiv-Therapie" mit Flupentixol beschrieben, schlossen aber daraus, daß, da Flupentixol sonst sehr gut toleriert wurde, diese „Aversiv-Therapie" angesichts der sonst schlechten Therapieergebnisse bei Kokain-/Crack-Konsumenten interessant sein könnten.

Angesichts der eher bescheidenen pharmakotherapeutischen Möglichkeiten zur Beeinflussung des Kokain-Cravings und der Rückfallhäufigkeit scheint Flupentixol bis dato eine der interessantesten Substanzen in der Therapie der Kokain-/Crack-Abhängigkeit zu sein.

Flupentixol bei Alkoholabhängigen

Tierversuche

Die Effekte von Flupentixol auf den Alkoholkonsum wurden bislang nur im cAA-Rattenmodell für Alkoholismus untersucht. Die cAA-Ratten stammen von den finnischen Alko AA-Ratten ab (zur Übersicht über dieses Modell s. Sinclair et al. 1987). Sie wurden in Köln weitergezüchtet (1996 wurde entschieden, diesen Tierstamm neu als cAA zu benennen, um deutlich zu machen, daß sie in den Kölner Labors gezüchtet wurden, Maurel et al. 1998). Die Tiere wurden für eine hohe Einnahme von Alkohol (>5 g/kg/Tag) gezüchtet, sie zeigen außerdem eine hohe Präferenz (>70%) für eine 10%ige Alkohollösung, gemessen in einem Untersuchungsdesign, in dem die Tiere die Wahl zwischen einer Wasser- und einer Alkoholflasche über 12 h hatten. Dieses Modell wurde speziell zur Überprüfung von Substanzen, die in der Pharmakotherapie des Alkoholismus eingesetzt werden können, entwickelt (de Beun et al. 1996, De Vry et al. 1995a, b, 1996, Maurel et al. 1998, Schreiber et al. 1993). Das Modell erlaubt auch die Bestimmung der Selektivität und Spezifität eines „antidipsotropen" Effekts von Pharmaka.

Die Selektivität bezieht sich auf die Frage, inwieweit Effekte in Bezug auf den Alkoholkonsum von Effekten auf die Nahrungs- oder Flüssigkeitsaufnahme insgesamt abgegrenzt werden können. Die Spezifität bezieht sich auf die Frage, inwieweit Effekte auf den Alkoholkonsum mit Effekten hinsichtlich der Alkoholpräferenz einhergehen. Sie wird bestimmt durch den Quotienten aus der Zufuhr aus der Alkoholflasche, dividiert durch die Zufuhr aus der Alkoholflasche *und* der Wasserflasche. Die akute Zufuhr von 0,1 bis 1 mg/kg (cis)-Flupentixol resultiert in einer dosisabhängigen und deutlichen Reduktion der Alkoholaufnahme (Abb. 2). Dieser antidipsotrope Effekt von Flupentixol kann als mäßiggradig selektiv angesehen werden, da die Nahrungsaufnahme ebenfalls betroffen war, aber in Dosen, die deutlich höher waren als die minimale effektive Dosis, die schon die Alkoholaufnahme beeinflußte (0,3 vs. 0,1 mg/kg). Der (antialkoholische) Effekt erschien insofern unspezifisch, als Effekte auf die Alkoholaufnahme nicht mit Effekten hinsichtlich der Alkoholpräferenz einhergingen. In anderen Worten, ein reduzierter Konsum aus der Alkoholflasche koinzidierte mit einer reduzierten Trinkmenge aus der Wasserflasche.

Interessanterweise war der „antidipsotrope" Effekt von Flupentixol relativ stark im Vergleich mit dem antipsychotischen oder anxiolytischen Effekt von Flupentixol im Rattenmodell (s. den Beitrag von De Vry in diesem Band). Während die minimal-effektive Dosis von Flupentixol hinsichtlich

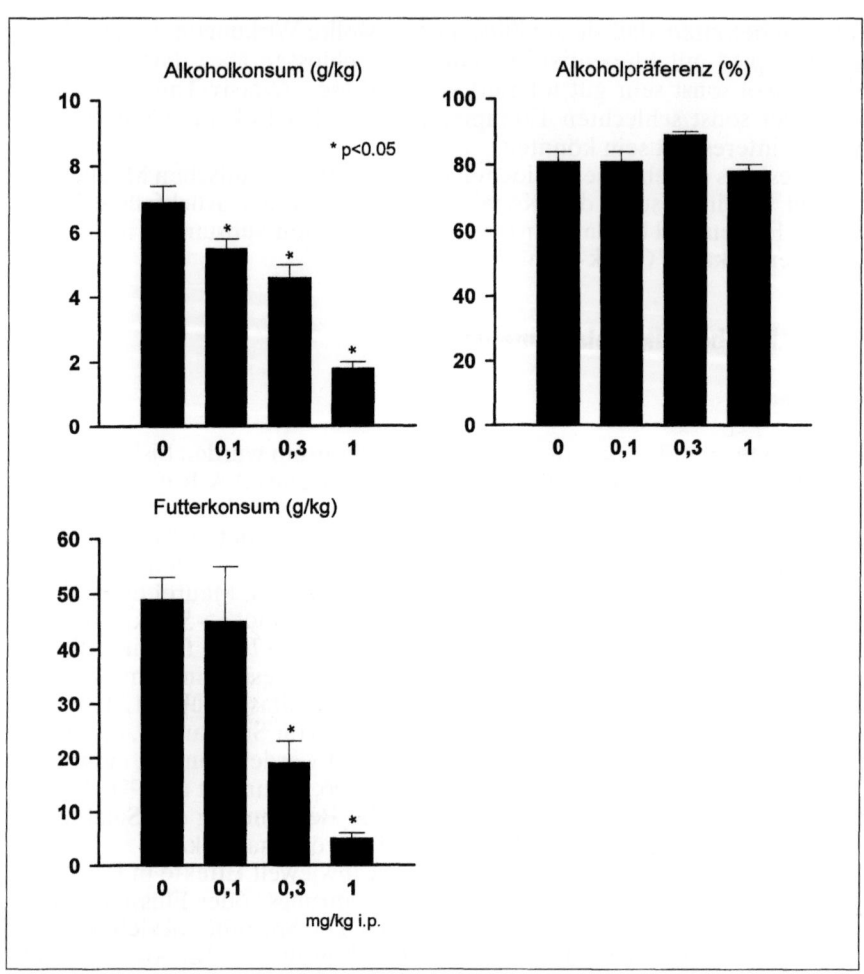

Abb. 2. Effekte von cis-Flupentixol auf Alkoholkonsum, Nahrungsaufnahme und Alkoholpräferenz in cAA-Ratten. Diese Ratten wurden auf hohen Alkoholkonsum (>5 g/kg/Tag) und hohe Präferenz ($>70\%$) für 10%ige Alkohollösung selektioniert. Dies erfolgte in einer Versuchsanordnung, in der die Tiere 12 h täglich die Wahl zwischen Wasser und Alkohol hatten. Die Daten wurden in Zusammenarbeit mit Dr. R. de Beun erhoben

der Beeinflussung des Alkoholkonsums 0,1 mg/kg Körpergewicht war, war er in den anderen Modellen (z.B. antipsychotischer Effekt) 30fach höher. So zurückhaltend man bei der Übertragung dieser tierexperimentellen Befunde auf die klinische Situation sein sollte, zeigt dieser Befund doch, daß mögliche Effekte von Flupentixol auf die Alkoholaufnahme oder Alkohol-Craving schon bei sehr kleinen Dosen vorhanden sein sollten.

Die neurobiologischen und verhaltensbiologischen Mechanismen, die dem antidipsotropen Effekt von Flupentixol, wie er im cAA-Rattenmodell gefunden wurde, zugrundeliegen, sind immer noch unklar. Eine sorgfältige

Analyse des Zusammenhangs zwischen dem „emotionalen" Verhalten der cAA-Ratten einerseits und der Alkoholaufnahme und Alkoholpräferenz auf der anderen Seite deutet darauf hin, daß der Alkoholkonsum bis zu einem gewissen Grade mit der „Emotionalität" korreliert (de Beun et al. 1995). Angesichts der hohen Komorbidität von Alkoholismus und Angst- und Depressionsstörungen (Übersicht bei Soyka et al. 1996) und der vermutlichen anxiolytischen und antidepressiven Wirkung von Flupentixol (s. Beiträge von De Vry, Bandelow und Gartenmeier et al. in diesem Band) kann darüber spekuliert werden, daß der antialkoholische Effekt von Flupentixol bis zu einem gewissen Grade mit dem gefundenen anxiolytischen und/oder antidepressiven Effekt zusammenhängt. Trotzdem sei noch einmal explizit darauf hingewiesen, daß der „antidipsotrope" Effekt von Flupentixol in Dosen beobachtet werden konnte, die deutlich unter denen liegen, die in Tiermodellen z. B. für den anxiolytischen Effekt notwendig sind. Möglicherweise ist der „antidipsotrope" Effekt von Flupentixol von anderen Eigenschaften abhängig als der anxiolytische oder antidepressive.

Hinsichtlich der neurobiologischen Grundlagen des antidipsotropen Effekts von Flupentixol kann die Hypothese formuliert werden, daß die antiserotonergen Eigenschaften der Substanz wahrscheinlich hierfür ohne Bedeutung sind. Obwohl eine gestörte serotonerge Neurotransmission als Teil der neurobiologischen Grundlagen für Alkoholismus angesehen wird (s. dazu z. B. Tollefson 1991), wofür auch Befunde im cAA-Rattenmodell sprechen könnten (De Vry et al. 1996, Schreiber et al. 1993), zeigten andere Untersuchungen dagegen, daß 5-HT_2-Rezeptor-Antagonisten wie z. B. Ritanserin in diesem Tiermodell nicht effektiv „antidipsotrop" waren (De Vry et al. 1995 u. 1996a, b; Maurel et al. 1998). Interessanterweise stimmen diese Befunde mit klinischen Untersuchungen überein, die nahelegen, daß 5-HT_2-Rezeptor-Antagonisten wie z. B. Ritanserin bei Alkoholabhängigen klinisch unwirksam sind (Johnson et al. 1996). Es ist daher wahrscheinlicher, daß die „antidipsotropen" Effekte von Flupentixol im wesentlichen auf seine antidopaminergen Eigenschaften zurückgeführt werden können. Bei AA-Ratten sind deutliche alkoholinduzierte Veränderungen im Dopaminmetabolismus beschrieben worden (Honkanen et al. 1994). Alkoholnaive AA-Ratten wiesen jedoch keine Veränderungen hinsichtlich der Bindung von Dopamin-D_1- oder -D_2-Rezeptoren auf (Syvaelahti et al. 1994). Zusätzliche Untersuchungen mit selektiven dopaminergen und adrenergen Rezeptorantagonisten scheinen notwendig, um die Bedeutung einzelner Rezeptorsubtypen für die „antidipsotropen" Effekte von Flupentixol besser zu verstehen.

Klinische Ergebnisse

Die Pharmakotherapie der Alkoholabhängigkeit als eigenständiger Forschungsbereich hat sich erst in den letzten Jahren etabliert und eine Reihe verschiedene Antidipsotropika bzw. sog. *Anti-Craving-Substanzen* wurden zur Rückfallprophylaxe bei Alkoholabhängigen eingesetzt. Die wichtigsten überprüften Substanzen sind einerseits der Glutamatmodulator Acamprosat, der bislang als einzige Substanz in Deutschland eine Zulassung speziell zur Behandlung der Alkoholabhängigkeit erreicht hat, der Opiatantagonist Naltrexon sowie verschiedene serotonerge und dopaminerge Pharmaka, die aber überwiegend enttäuschende Ergebnisse lieferten (Übersicht in Soyka

1995 u. 1997a, b). Zu den verschiedenen dopaminergen Pharmaka, die eingesetzt wurden, gehören die Dopaminantagonisten Bromokriptin und Tiapridex sowie der Dopaminagonist Lisurid, dessen Einsatz besonders ungünstige Ergebnisse lieferte (Schmidt 1997). Wegen der offensichtlichen Compliance-Probleme, die in praktisch allen klinischen Studien bei Alkoholabhängigen gefunden wurden, erscheint der mögliche Einsatz von Flupentixol in niedriger Dosis als Depot-Präparat bei Alkoholabhängigen besonders interessant (Böning 1992).

Aufgrund der Ausführungen zu Anfang dieses Kapitels erscheint es aus klinischer Sicht sehr wahrscheinlich, daß ein Teil der positiv verstärkenden Wirkungen von Alkohol durch eine Dysfunktion/Interaktion von Alkohol im mesolimbischen Dopaminsystem verursacht wird. Flupentixol könnte hier insbesondere über eine Beeinflussung von D_1- und D_2-Autorezeptoren im mesolimbischen System wirken.

Die Frage, ob Flupentixol auch bei Alkoholabhängigen einen rückfallvermindernden Effekt hat, wurde in einer breit angelegten plazebokontrollierten Doppel-Blind-Studie untersucht (Wiesbeck et al. 1998). Das Studiendesign soll kurz dargestellt werden:

In die Studie wurden 281 alkoholabhängige Patienten eingeschlossen, die entweder Plazebo oder Flupentixoldecanoat (10 mg, 14tägig, i.m.) bekamen. Die Rekrutierungsphase der von der Psychiatrischen Klinik der Universität Würzburg federführend organisierten Studie endete im März 1997. Die Gesamtbehandlungsdauer wurde auf 24 Wochen mit einem weiteren 6monatigen medikamentenfreien Nachbeobachtungsintervall festgesetzt. Hauptzielkriterium war der Zeitraum der absoluten Abstinenz bzw. die Patienten, die innerhalb der 24wöchigen Behandlungsphase rückfällig wurden. Insgesamt nahmen 13 Behandlungszentren an der Studie teil. Die ersten Zwischenergebnisse (Wiesbeck 1998) lassen erkennen, daß die *Drop-out-Rate* mit 46% etwa der bei anderen Untersuchungen zur Pharmakotherapie der Alkoholabhängigkeit entspricht (s. dazu Soyka 1997a, b). Die Ergebnisse zur Frage der Effizienz von Flupentixol bei Alkoholabhängigkeit werden im Laufe des Jahres 1998 erwartet.

Flupentixol bei suchtkranken Schizophrenen

Von besonderer Bedeutung ist die Frage, inwieweit Flupentixol bei suchtkranken Schizophrenen, insbesondere mit Alkoholabhängigkeit oder anderen Suchterkrankungen sowohl zur Behandlung der psychotischen Erkrankung als auch als sog. *Anti-Craving-Medikament* geeignet sein könnte. Zahlreiche klinische und epidemiologische Untersuchungen der letzten Jahre haben eine hohe Komorbidität von schizophrenen Psychosen und Substanzmißbrauch gezeigt (Mueser et al. 1990 u. 1992, Soyka et al. 1993, Soyka 1994). Die Prävalenzrate für Substanzmißbrauch, speziell Alkohol und Kokain, lag dabei in vielen Studien bei 30 bis 40%. Dagegen ist die Pharmakotherapie suchtkranker Schizophrener bislang noch weitgehend eine „Terra incognita" (Übersicht in Soyka 1996b, Wilkins 1997).

Grundsätzlich unterscheidet sich die Pharmakotherapie suchtkranker Schizophrener in vielen Punkten nicht von der bei anderen Schizophrenen. Im Regelfall sollten Neuroleptika bei der Exazerbation einer psychotischen Symptomatik eher in mittleren Dosierungen gegeben werden (Siris 1990).

Höhere Dosierungen haben sich einerseits als therapeutisch kaum überlegen erwiesen, andererseits ist bei Schizophrenen bei Abstinenz mit einer Remission eventueller zusätzlicher alkohol- oder drogeninduzierter psychotischer Symptome zu rechnen. Grundsätzlich sind auch die zahlreichen pharmakologischen Interaktionen von Alkohol und Psychopharmaka zu berücksichtigen (Übersicht in Soyka 1996a u. 1997a). Wichtig ist vor allem bei der Gruppe der „Dual Diagnosis" Schizophrenen", die offensichtlich hohe Non-Compliance, die z.T. mit einer möglicherweise gehäuften Rate extrapyramidalmotorischer und anderer Nebenwirkungen von Neuroleptika bei suchtkranken Schizophrenen assoziiert ist. Gerade wegen der offensichtlich hohen Non-Compliance ist bei Schizophrenen häufig die Gabe von Depot-Neuroleptika, z. B. vom Typ des Flupentixoldecanoat, indiziert.

Kasuistische Ergebnisse zeigten, daß sich Patienten mit schizophrenen Psychosen unter einer Therapie mit Flupentixoldecanoat sowohl hinsichtlich der psychischen Grunderkrankung als auch ihres Alkoholismus deutlich verbesserten (Soyka u. Sand 1995). Vergleichbar günstige Ergebnisse zeigte schon früher eine kleinere Untersuchung (Schilkrut et al. 1988). Eine weitere Untersuchung von Levin et al. (zitiert nach Wilkins 1997) an schizophrenen Patienten, die gleichzeitig Kokain nahmen (n = 8, 40 mg Flupentixol alle 2 Wochen), zeigte, daß die Anzahl kokain-negativer Urinanalysen und auch die Anzahl der Klinikbesuche im Vergleich anstiegen und umgekehrt negative Symptome weniger häufig waren. Flupentixol wird derzeit in einer offenen Prüfung an alkoholkranken Schizophrenen zur Frage der rückfallprophylaktischen Wirkung überprüft.

Auch wenn, insbesondere aus methodischen Gründen, Untersuchungen an sog. „Dual Diagnosis Schizophrenen" mit komorbider Suchterkrankung, wie z.B. Alkoholismus oder Kokainkonsum, sehr schwierig sind, deuten die vorliegenden Befunde doch darauf hin, daß ein gewisser *Anti-Craving-Effekt* speziell bei Schizophrenen mit komorbidem Substanzmißbrauch anzunehmen ist. Angesichts des gesicherten antipsychotischen Effekts von Flupentixol und der relativ guten Verträglichkeit, erscheint es klinisch naheliegend, besonders bei dieser Patientengruppe an eine Therapie mit Flupentixol zu denken. Selbstverständlich ist dabei zu berücksichtigen, daß Flupentixol auch in relativ niedriger Dosis, die für einen rückfallprophylaktischen Effekt schon ausreichend sein kann, im Einzelfall zu typischen neuroleptika-assoziierten Nebenwirkungen führen kann (Fritze u. Spreda 1997).

Literatur

Beninger RJ, Ranaldi R (1993) Microinjections of flupenthixol into the caudate-putamen but not the nucleus accumbens, amygdala or frontal cortex of rats produce intra-session declines in food-rewarded operant responding. Behav Brain Res 55:203–212

de Beun R, Schneider R, Lohmann A, Kuhl E, De Vry J (1995) Relationship between emotional behavior and subsequent alcohol preference in alcohol preferring AA rats. Alcohol Alcohol 30:542

de Beun R, Schneider R, Klein A, Lohmann A, De Vry J (1996) Effects of nimodipine and other calcium channel antagonists in alcohol-preferring AA rats. Alcohol 13:263–271

Blum K, Noble EP, Sheridan PJ et al (1990) Allelic association of human dopamine D_2 receptor gene in alcoholism. JAMA 263:2055–2060

Comings DE, Comings BG, Muhleman D et al (1991) The dopamine D_2 receptor locus as a modifying gene in neuropsychiatric disorders. JAMA 266:1793–1800

Dettling M, Heinz A, Dufeu P, Rommelspacher H, Gräf K-J, Schmidt LG (1995) Dopaminergic responsivity in alcoholism: trait, state, or residual marker? Am J Psychiatry 152: 1317–1321

De Vry J, de Beun R, Glaser T (1995a) Behavioral profile of putative anticraving drugs in AA rats, an animal model of alcoholism. Soc Neurosci Abstr 21:1698

De Vry J, Schreiber R, de Beun R (1995b) Impulse control and serotonergic drugs: commonalities and differences in animal models. Eur Neuropsychopharmacol 5:177–178

De Vry J, Schneider R, Klein A, Schreiber R, de Beun R (1996) Identification of the 5-HT receptor subtypes involved in ethanol consumption in alcohol-preferring AA rats. Behav Pharmacology 7 (S1):28–29

Diana M, Pistis M, Muntoni A, Gessa G (1995) Profound decrease of mesolimbic dopaminergic neuronal activity in morphine withdrawn rats. J Pharmacol Exp Ther 272: 781–785

Duvauchelle CL, Levitin M, MacConell LA, Lee LK, Ettenberg A (1992) Opposite effects of prefrontal cortex and nucleus accumbens infusions of flupenthixol on stimulant-induced locomotion and brain stimulation reward. Brain Res 576:104–110

Entenberg A, Pettit HO, Bloom FE, Koob GF (1982) Heroin and cocaine intravenous self-administration in rats: Mediation by separate neural systems. Psychopharmacology 78: 204–209

Fibiger HC, Phillips AG (1986) Reward, motivation, cognition: psychobiology of mesotelencephalic dopamine systems. In: Handbook of physiology, vol IV. American Physiological Society, Bethesda, S 647–675

Fritze J, Spueda I (1997) Tolerability of low dose neuroleptics: a case control study of flupenthixol. Eur Neuropsychopharmacol 7:261–266

Gawin FH, Allen D, Humblestone B (1989) Outpatient treatment of „crack" cocaine smoking with flupenthixol decanoate. Arch Gen Psychiatry 46:322–325

Gawin FH, Khalsa-Denison M, Jatlow P (1996) Flupenthixol-Induced aversion to crack cocaine. New Engl J Med 334:1340–1341

Gessa GL, Mononi F, Collo M, Vargiu L, Mereu G (1985) Low doses of ethanol activate dopaminergic neurons in the ventral tegmental area. Brain Res 348:201–203

Gejman PV, Ram A, Gelernter J et al (1994) No structural mutation in the dopamine D_2 receptor gene in alcoholism or schizophrenia. JAMA 271:204–208

Herz A (1997) Endogenous opioid systems and alcohol addiction. Psychopharmacol 129: 99–111

Hietala J, West C, Syvälahti E, Nügren K, Lehikoinen P, Sonninen P, Ruotsalainen U (1994) Striatal D_2 dopamine receptor binding characteristics in vivo in patients with alcohol dependence. Psychopharmacology 116:285–290

Honkanen A, Chrapusta SJ, Karoum F, Korpi ER (1994) Alterations in dopamine metabolism by intraperitoneal ethanol in rats selected for high and low ethanol preference: a 3-methoxytyramine study. Alcohol 11:323–328

Imperato A, Di Chiara G (1986) Preferential stimulation of dopamine release in the nucleus accumbens of freely moving rats by ethanol. J Pharmacol Exp Ther 239:219–228

Johnson BA, Jasinski DR, Galloway GP, Krantzler H, Weinreib R, Anton RF, Mason BJ, Bohn MJ, Pettinati HM, Rawson R, Clyde C (1996) Ritanserin in the treatment of alcohol dependence – a multi-centre clinical trial. Psychopharmacology 128:206–215

Khalsa ME, Jatlow P, Gawin FH (1994) Flupenthixol and desipramine treatment of crack users: double-blind results. In: NIDA research monograph 141. CPDD Problems of drug dependence. Washington, D.C.: Dept of Health and Human Services, S 438

King GR, Joyner C, Ellinwood EH (1994) Continuous or intermittent cocaine administration: effects of flupenthixol treatment during withdrawal. Pharmacol Biochem Behav 49:883–889

Kornak EP, Eng F, Hormozdi S, Cuadra A, Broderick PA (1993) Flupenthixol blocks cocaine-induced accumbens dopamine release and concurrent cocaine dysfunctional behavior. Soc Neurosci Abstr 9:1862

Leone P, Di Chiara G (1987) Blockade of D-1 receptors by SCH 23390 antagonizes morphine and amphetamine-induced place preference conditioning. Eur J Pharmacol 135: 251–254

Mansbach RS, Jortani SA, Balster RL (1994) Antagonism of cocaine's reinforcing and discriminative stimulus effects by alpha-flupenthixol. Exp Clin Psychopharmacol 2:3–12

Maurel S, Schreiber R, de Beun R, De Vry J (1998) 5-HT_{2A} and 5-$HT_{2C/1B}$ receptors are differentially involved in alcohol preference and consummatory behavior in cAA rats. Pharmacol Biochem Behav: in press

Mueser KT, Bellack AS, Blanchard JJ (1992) Comorbidity of schizophrenia and substance abuse: Implications for treatment. J Consult Clin Psychol 60:845–856

Mueser KT, Yarnold PR, Levinson DF, Singh H, Bellack AS, Kee K, Morrison RL, Yadalam KG (1990) Prevalence of substance abuse in schizophrenia: Demographic and clinical correlates. Schizophrenia Bull 16:31–36

Nader K, Bechara A, Roberts DC, van der Kooy D (1994) Neuroleptics block high – but not low – dose heroin place preferences: further evidence for a two-system model of motivation. Behav Neurosci 108:1128–1138

Negus SS, Mello NK, Lamas X, Mendelson JH (1996) Acute and chronic effects of flupenthixol on the discriminative stimulus and reinforcing effects of cocaine in rhesus monkeys. The Journal of Pharmacology and experimental therapeutics, Vol 278, 2:879–889

Poldinger W, Sieberns S (1983) Depression-inducing and antidepressive effects of neuroleptics: experiences with flupenthixol and flupenthixol decanoate. Neuropsychobiology 10:131–136

Richardson NR, Smith AM, Roberts DC (1994) A single injection of either flupenthixol decanoate or haloperidol decanoate produces long-term changes in cocaine self-administration in rats. Drug Alcohol Depend 36:23–25

Rommelspacher H (1997) Neurobiologische Grundlagen der Alkoholabhängigkeit. In: Soyka M, Möller HJ (Hrsg) Alkoholismus als psychische Störung. Bayer ZNS Symposium XII. Springer, Berlin Heidelberg New York, S 33–56

Schmidt LG, Kuhn S, Rommelspacher H (1997) Pharmacological effects of lisuride shorten, expectations to receive the drug prolong the latency of relapse in cleaned alcoholics. Pharmacopsychiat 30:219

Schilkrut R, Cabrera J, Morales E, Herrera L (1988) Neuroleptics in the treatment of drug dependence in schizophrenics: A study with flupenthixol decanoate. Psychopharmacology 96 Suppl 342 (Abstract No 33.01.50)

Schreiber R, Opitz K, Glaser T, De Vry J (1993) Ipsapirone and 8-OH-DPAT reduce ethanol preference in rats: involvement of presynaptic 5-HT_{1A} receptors. Psychopharmacology 112:100–110

Sinclair JD, Lê AD, Kiianmaa K (1989) The AA and ANA rat lines, selected for differences in voluntary alcohol consumption. Experientia 45:798–805

Siris SG (1990) Pharmacological treatment of substance abusing schizophrenic patients. Schizophrenia Bull 16:111–122

Soyka M (1994) Alkoholismus und Schizophrenie. Fortschr Neurol Psychiatr 62:71–87

Soyka M (1995) Die Alkoholkrankheit – Diagnose und Therapie. Chapman and Hall, Weinheim

Soyka M (1996a) Psychopharmaka bei Alkoholabhängigkeit – Indikationen, Interaktionen und Wirksamkeit. In: Soyka M, Möller HJ (Hrsg) Alkoholismus als psychische Störung. Bayer ZNS Symposium XII. Springer, Berlin Heidelberg New York, S 137–158

Soyka M (1996b) Dual diagnosis in patients with schizophrenia. Issues in pharmacological treatment. CNS Drugs 5:414–425

Soyka M (1997a) Alkoholismus – eine Krankheit und ihre Therapie. Wissenschaftliche Verlagsgesellschaft, Stuttgart

Soyka M (1997b) Relapse Prevention in Alcoholism. CNS Drugs (4):313–327

Soyka M, Albus M, Finelli A, Hofstetter S, Immler B, Kathmann N, Holzbach R, Sand P (1993) Prevalence of alcohol and drug abuse in schizophrenic inpatients. Eur Arch Psychiatry Clin Neurosci 242:362-72

Soyka M, Hollweg M, Naber D (1996) Alkohol und Depression. Nervenarzt 67:896–904

Soyka M, Sand P (1995) Successful treatment with flupenthixol decanoate of a patient with both schizophrenia and alcoholism. Pharmacopsychiat 28:64–65

Spealman RD (1990) Antagonism of behavioral effects of cocaine by selective dopamine receptor blockers. Psychopharmacology 101:142–145

Spealman RD, Bergman J, Madras BK, Mamien JB, Meila KF (1992) Role of D_1- and D_2-dopamine receptors in the behavioral effects of cocaine. Neurochem Int 20 Suppl: 147S–152S

Spealman RD, Bergman J, Madras BK, Meila KF (1991) Discriminative stimulus of cocaine in squirrel monkeys: Involvement of dopamine receptor subtypes. J Pharmacol Exp Ther 258: 945–953

Syvaelahti EK, Pohjalainen T, Korpi ER, Paelvimaeki EP, Ovaska T, Kuoppamaeki M, Hietala J (1994) Dopamine D2 receptor gene expression in rat lines selected for differences in voluntary alcohol consumption. Alcoh Clin Exp Res 18: 1029–1031

Tollefson GD (1991) Anxiety and alcoholism: a serotonin link. Br J Psychiatry 159 (S 12): 34–39

Wiesbeck G (1998) Flupentixol in der Rückfallprophylaxe der Alkoholabhängigkeit. Vortrag auf der Wissenschaftstagung der DG-Sucht in Münster 11.–13.03.1998

Wilkins JN (1997) Pharmacotherapy of schizophrenia patients with comorbid substance abuse: Schizophrenia Bullett 23: 215–228

Wise R (1984) Neural mechanismus of the reinforcing action of cocaine. Washington, DC: National Institute on Drug Abuse and Alcoholism Research Monographie Series 50: 15–53

Wise RA, Bozarth MA (1987) A psychomotor stimulant theory of addiction. Psychol Rev 94: 469–492

Stichwortregister

A

Abnormal Involuntary Movement Scale 41, 115
Acamprosat 125
Acetylcholin 13
Adenylatzyklase 120
Affektverflachung 35, 47, 52 f.
AIC 24, 27 f.
AIMS 41, 115
Akathisie 58, 82, 105, 122
Akathisie-Skala n. Tegeler 103
Akinetische Depression 49, 71
Akkomodationsstörungen 57
Alkohol 117, 120
– u. Psychopharmaka, Interaktion 127
Alkoholabhängigkeit, Pharmakotherapie 126
Alkohol-Craving 119, 124
Alkoholentzug 118 f.
Alkoholismus 117, 125
alpha-1-Rezeptoren 79
AMDP-Skala 72, 96
Amitriptylin 27, 29 ff., 83, 91, 110 ff.
Amoxapin 115
Amphetamine 69
Anergie 47
Angst 125
Angsterkrankungen 9, 117
Angstmodell 27
Angstneurose 98
Anhedonie 35, 47
Anti-Craving-Effekt 127
Anti-Craving-Medikament 126
Anti-Craving-Substanzen 125
Anticholinergika 71
Antidepressiva 23 ff., 79, 94 ff., 109
–, trizyklische 80, 82, 115
antidepressive Effekte 79 ff.
– Wirkung 33
Antidepressivum 111
antidipsotroper Effekt 123, 125
antipsychotische Wirksamkeit 45 f.
Antrieb 54 f.
Anxiolytika 23 ff.
anxiolytische Wirkung 33, 91 ff.
Apomorphin-induzierter Klettertest 24, 27 f.
Arbeitsgemeinschaft f. Methodik u. Dokumentation i. d. Psychiatrie 72
Arzneimittel-Wirkungen, unerwünschte 99
Attacken, torsionsdystone 58

B

Basalganglien 68
Beck-Depressionsskala 80, 95
Beeinträchtigungen, kognitive 47
Begleitwirkungen, extrapyramidale 5
–, extrapyramidal-motorische 99
Behavioral Sensitivation 119
Belohnungssystem, dopaminerges mesolimbisches 117
Benzamide 9
Benzodiazepin 111
Beschwerden, psychosomatische 92, 98
Blickkrämpfe 58
Blut-Hirn-Schranke, Penetration 10
BPRS (Brief Psychiatric Rating Scale) 16, 40, 72
Bromazepam 94
Bromokriptin 69, 126

C

cAA-Rattenmodelle 123
CAR 24, 26
Chlorpromazin 3, 50 f., 72
CGI (Clinical Global Impression) 40 f., 99
Clozapin 1 ff., 9, 13 f., 17, 23, 26, 28, 31, 69, 72, 74
CPRS (Comprehensive Psychopathological Rating Scale) 42
Computertomographieuntersuchungen 68
Crack 121 f.
Crack-Konsumenten 121 ff.
Craving 119
CT 68

D

$D_{1,2,3,4,5}$-Rezeptoren, siehe Dopaminrezeptoren
Depot-Form v. Flupentixol 54, 56
Depression 92, 125
–, akinetische 49, 71
–, neurotische 94, 98 f.
–, pharmakogene 71
Depressionsmodell 27
depressive Störung 9
depressive Syndrome 35, 48 ff., 67, 69 ff.
Depressivitäts-Skala n. von Zerssen 99
Dermatosen, allergische 58
Desipramin 122
Diazepam 27 f., 91
Dopamin 13, 121
Dopaminagonisten 69
Dopamin-D_1- u. D_2-Blockade 4
Dopaminrezeptoren 4, 115
Dopamin-D_1-Rezeptor 9 f.
Dopamin-D_2-Antagonismus 4
Dopamin-D_2-Rezeptor 9 f., 16
Dopamin-D_2-Rezeptor-Antagonisten 9
Dopamin-D_2-Rezeptor-Gen 119
Dopamin-D_3-Rezeptor 4, 9 f.
Dopamin-D_4-Rezeptor 4, 9 f.
Dopamin-D_5-Rezeptor 9 f.
Dopaminsystem, mesolimbisches 117 ff., 126
Dopamintransporter 121
Dosierung 59 f.
Dothiepin 86
Doxepin 91, 109, 114 f.
Drug Discrimination Paradigma 121
„Dual Diagnosis" Schizophrene 127
Durchfälle 57
Durchhaltevermögen 54 f.
Dyskinesien 88
–, tardive 109, 113

E

Effekte, antidipsotrope 123, 125
–, antidepressive 79 ff.
Elektrokrampftherapie 80
Enantiomere v. Flupentixol 31
Energie 54 f.
Entwicklung, depressive 98 f.
EPS-Skala 99
Erfassung d. Negativsymptomatik 47
Erkrankungen, psychosomatische 97
–, schizophrene 35 ff.
extrapyramidale Wirkungen 1, 3, 5

F

Faktoren, pharmakodynamische 10
–, pharmakokinetische 10
Fluchtreaktionstest, bedingter 24, 26
Flupentixoldecanoat 54, 57, 61, 91, 109
Fluphenazin 41 f., 72, 91
Fluspirilen 91, 98 ff., 109 ff.
Fluvoxamin 86
FST 25, 29 f.
FST-Depressions-Modell 32
Funktionsniveau, prämorbides 35
Funktionsstörungen, körperliche 99

G

GAS 41
Gesamteindruck, klinischer 99
Gewichtszunahme 58
Global Assessment Score 41
Glutamat 118

H

Haloperidol 13, 23, 26, 28, 30 f., 42 f., 72, 91, 115
Hamilton-Angst-Skala 99
Hamilton-Depressionsskala 40, 80, 82, 95, 99
Hemmung, psychomotorische 54
Histamin 13
5-HT 10
5-HT_{2A}-Rezeptoren 13, 16, 33
Hyperhydrose 57
Hyperkinesen, spontane orale 105
Hypersalivation 57 f.
Hypomanie 80
Hypomimie 58

I

Imipramin 91, 110 ff., 115
Incentive Stimuli 120
Interaktion v. Alkohol u. Psychopharmaka 127
Ipsapiron 32

K

Klettertest, Apomorphin-induzierter 24, 27 f.
kognitive Beeinträchtigungen 47
Kokain 120 f.
Kokainabhängigkeit 117

Kokain-Craving 122
Kokain-Konsumenten 121 ff.
Komorbidität 125
Kopfschmerzen 57
Kortex, präfrontaler 120

L

Langzeitprophylaxe 56
Levodopa 69
Lisurid 126
Lithium 87
Lithium-Non-Responder 87
Lithium-Therapie 87

M

Magnetresonanztomographie-Untersuchungen 68
MAO-Inhibitoren 69, 115
Metabolismus 10
Mianserin 84, 95
Miktionsstörungen 57
Minussymptomatik 80
–, schizophrene 17
Minussyndrom 67
Monoaminoxidasehemmer 80
Motivation 120
MRC-Depressionsskala 95
MRT 68
Müdigkeit 58
Mu-Opioid-Rezeptoren 118
Mundtrockenheit 57

N

Naltrexon 125
National Institute of Drug Abuse 122
Nebenwirkungen 57 f.
–, extrapyramidale 1, 72
„negative re-inforcement" 120
Negativsymptomatik 2, 35, 52, 67 ff.
–, Erfassung 47
Negativsymptome 48
Neuroleptanxiolyse 105
Neuroleptika 43 f., 79, 105
–, atypische 1 ff., 15, 23, 26 f.
–, traditionelle 4
–, typische 26 f.
Neuronen, gabaerge 118
–, glutamaterge 118
–, serotonerge 118
NMDA-Rezeptor-Antagonisten 118
NMDA-Rezeptoren 118
Noradrenalin 13

Noradrenalin-α-Rezeptor 10
Noradrenalin-β-Rezeptor 10
Nortriptylin 80, 86, 95
Nucleus accumbens 117 f.
– caudatus 14

O

Obstipation 57
Olanzapin 1, 9, 13 f.
Opioid-Endorphin-System 118
Opioide 117 f.

P

Palpitationen 57
Parkinson-Syndrom 105
Parkinsonoide 47
Patienten, schizophrene 49 ff., 67 ff.
Penetration der Blut-Hirn-Schranke 10
Perazin 91, 112
PET 16, 68, 74, 119
pharmakodynamische Faktoren 10
pharmakogene Depression 71
pharmakokinetische Faktoren 10
Pharmakotherapie d. Alkoholabhängigkeit 126
Pimozid 44
Plussymptomatik, schizophrene 6
Positive and Negative Syndrome Scale 68
„positive re-inforcement" 120
Positivsymptomatik 67
Positronenemissionstomographie 16, 68, 74, 119
Potenzstörungen 57
Prazosin 32
PSE (Present State Examination) 42
Proteinbindung 10
Psychomotor stimulant theory of drug dependence 117
psychomotorische Hemmung 54
Psychopharmaka u. Alkohol, Interaktion 127
Psychosen, schizophrene 117
Psychosetiermodelle 31
psychosomatische Beschwerden 92, 98
– Erkrankungen 97
psychosomatisches Syndrom 94
Psychostimulanzien 117 f.
Psychotherapie 106
Putamen 14

Q

Quetiapin 1

R

Rattenmodelle, cAA- 123
Reize, negative 120
Remoxiprid 5
Retardierung 47
Rezeptor, α_1- 79
–, Dopamin-, siehe Dopaminrezeptoren
–, 5-HT_{2A}- 13, 16, 33
–, Noradrenalin-α- 10
–, Noradrenalin-β- 10
–, Serotonin$_{2A}$- 4
–, Serotonin$_2$-(5-HT_2)- 9
Rezeptorbindungsprofil 9 ff.
Rezeptorbindungsstudien 11
Rezeptor-Gen, Dopamin-D_2- 119
Rezeptorprofil 11, 13 f.
Rigor 58
Risperidon 1, 9, 13 f.
Ritanserin 32, 125
Rückzug 52 f.

S

Salbengesicht 58
SANS (Scale for Assessment of Negative Symptoms) 16, 41, 68
Schizophrene, „Dual Diagnosis"- 127
–, suchtkranke 126
schizophrene Erkrankungen 35 ff.
– Minussymptomatik 17
– Patienten 49 ff., 67 ff.
– Plussymptomatik 6
– Psychosen 117
Schizophrenie 17 f., 67 ff., 86 f., 115
–, hebephrene 67
Schlaflosigkeit 58
Schluckstörungen 58
Schmerzsyndrome, chronische 97
Schwimmtest, forcierter 25, 29 f.
Schwindel 57
Scottish Fist Episode Schizophrenia Study 46
– Schizophrenia Research Group 60
Sensitivierung 119
Serotonin 13
Serotonin-5-HT_2-Antagonismus 4
Serotonin$_2$-(5-HT_2)-Rezeptoren 9
Serotonin$_{2A}$-Rezeptoren 4
Serotoninwiederaufnahmehemmer 69
Sertindol 1
SKAUB (Skala zur Beurteil. abnormer unwillkürl. Beweg.) 103
Spätdyskinesie 105, 109
Sprache, verwaschene 58
STAI-X1 (State-Trait-Anxiety-Inventory) 99

Stimuli, incentive 120
Störungen, affektive 117
–, bipolar-affektive 87
–, depressive 9
Strauss-Carpenter-Scale 41
Streß 120
Suchterkrankungen 117 ff.
Sulpirid 3, 9, 27 f., 31, 91
Symptome, extrapyramidale 3
Syndrom, psychosomatisches 94
Syndrome, depressive 35, 48 ff., 67, 69 ff.
System, dopaminerges 117
–, limbisches 4

T

TDRS (Tardive Dyskinesia Rating Scale) 110
Tasikinese 58
Tegmentum, ventrales 117
Thioridazin 91
Thioxanthene 79
Tiapridex 126
Tranquilizer 94
–, klassische 109
Tremor 58

U

UAW 99
Übelkeit 57
USV(Ultraschall-Vokalisations)-Test 24 f., 28 f.

V

Verhaltenspharmakologie 23 ff.
Verstärker, positive 120
Verwirrtheitszustände, delirante 57

W

Webster-Parkinson-Skala 103
Wirksamkeit, antidepressive 33
–, antipsychotische 45 f.
–, anxiolytische 33, 91 ff.

Z

Ziprasidon 1
Zotepin 2 f.

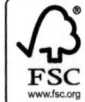

MIX
Papier aus verantwortungsvollen Quellen
Paper from responsible sources
FSC® C105338

If you have any concerns about our products,
you can contact us on
ProductSafety@springernature.com

In case Publisher is established outside the EU,
the EU authorized representative is:
**Springer Nature Customer Service Center GmbH
Europaplatz 3, 69115 Heidelberg, Germany**

Printed by Libri Plureos GmbH
in Hamburg, Germany